ナースのための
決定版
エンゼルケア

Mitsue Kobayashi
小林光恵 著
エンゼルメイク研究会代表

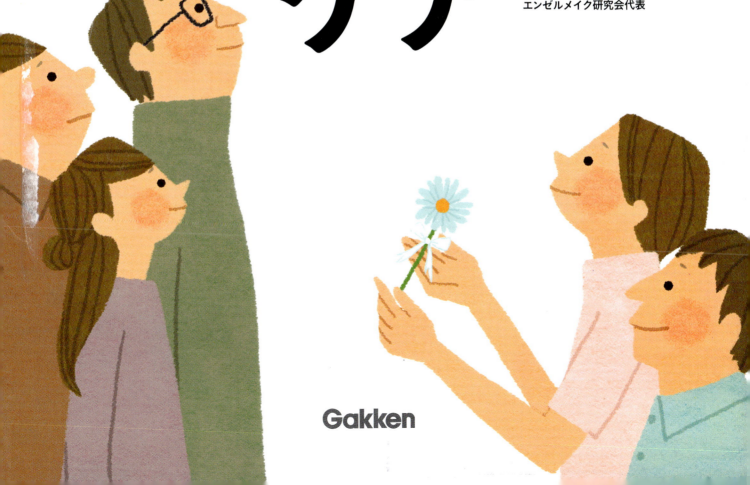

Gakken

プロフィール

小林 光恵
（エンゼルメイク研究会代表／著述業）

看護師，著述業．病院勤務などを経て，1990年より看護に関連した作品を発表．2001年よりエンゼルメイク研究会代表．エンゼルケアに関する検討のほか，執筆，講演，研修などを行う．著書に『改訂版 ケアとしての死化粧』（日本看護協会出版会），『死化粧（エンゼルメイク） 最期の看取り』（宝島文庫），『説明できるエンゼルケア』『もっと知りたいエンゼルケアQ＆A』（ともに医学書院），最新刊『看護〈真実〉辞典TRUTH』，『おたんこナース』など多数．

〈小林光恵のホームページ〉
http://www003.upp.so-net.ne.jp/furakoko
（掲示板ほか，エンゼルケア関連情報あり）

エンゼルメイク研究会事務局
〒104-0061 東京都中央区銀座1-15-13
デュープレックス銀座タワー702号
株式会社ステイ内
fax：03-3561-2132
angelmake@stayproduce.com

編集担当
石川奈々子

カバー・本文デザイン
川上範子

DTP
葛巻知世（レディバード）

カバーイラスト
まえじまふみえ

本文イラスト
ホンマヨウヘイ

撮影協力
榛原総合病院

はじめに

　エンゼルメイク研究会を発足して，エンゼルケア全般の検討を続けてきました．今年で15年目になります．
　本書は，そのひとまずの集大成としてまとめたエンゼルケアの提案の本です．ガイドラインや教科書ではありません．
　また，エンゼルケアというテーマは，さまざまな側面からアプローチし，それぞれの職場，あるいはケアをする個人が考え方を整理・調整しながら進める必要があるため，検討にたいへん時間がかかります．
　そのため，読者のみなさまには，本書を次のように活用してほしいと思います．

- 本書を参考にしつつ，一つひとつ可能なところから検討を始める
- できるところから，取り入れてみる
- 議論・検討のたたき台にする

　本書を参考に，たとえば，まず顔のクレンジング・マッサージのみを導入してみてください．かならずや手ごたえがあります．そして，さらなる取り組みに着手することになります．その際に出てくる疑問への答えとなることなど，知りたい情報が本書にはあります．
　また，2014（平成26）年度の「新人看護職員研修ガイドライン改訂版」には，「技術的側面」として「死亡時のケアに関する技術：死後ケア」が追加されました．「1年以内に演習でできる」が到達の目安と記されています．演習を交えた死後のケアの新人研修を行う際にも，本書の時系列の流れや基本手順など各所を役立てていただきたいと思います．
　どうかご活用ください．

エンゼルメイク研究会の主な歩み

1980年代前半 筆者が看護師として病院に勤務していた際に「死後処置」のあり方（「顔に使う化粧品がスタッフのもち寄りであること」と「ご家族にいったん室外に出ていただくこと」など）に疑問をもつ．いつかケアとして検討したいと考える

2001年 エンゼルメイク研究会を発足
メンバーは小林光恵，小林照子（美容研究家）など数名．このメンバーで「エンゼルケア」の充実を目的に検討活動を開始する．看護師を対象にアンケート調査をして，検討の必要性を実感する

2002年 榛原総合病院と連携開始
以後，適宜，同院と情報交換しながらともに検討する

2004年 『ケアとしての死化粧』（日本看護協会出版会）を出版
書籍の反響が大きく，全国の病院や看護団体などからの講演依頼や全国のナースからのメールなどでのエンゼルケアに関する質問が多数来るようになり，実践的な検討の広がりを実感する

2005年 エンゼルメイク研究会企画・監修の「エンゼルメイクセット」発売開始
講演やセミナー，出版活動で，検討成果を伝える

2007年 『改訂版 ケアとしての死化粧』（日本看護協会出版会）を出版

2011年 『説明できるエンゼルケア』（医学書院）を出版

2012年 『もっと知りたいエンゼルケア Q&A』（医学書院）を出版

榛原総合病院（静岡県牧之原市）のエンゼルケア検討活動

2002年エンゼルメイク研究会への協力開始とともに，看護組織内に「エンゼルメイク委員会」を設置し，「死後処置を含む臨床における死の看護全般」の検討を開始する．

各セクションからエンゼルメイク委員を選出し，年間計画をもとに月1回，委員会の定例会を開催している．また，年に1回，外部の看護職や地域の方たちを受け入れ，事例報告会を行っている．2006年から葬儀業者との話し合いも定期的に行い，連携の充実を図っている．

「家族への説明と了解を重視」し，一方的な対応はせず，死後処置で慣例的に行ってきた綿詰めやならわしは基本的に行わない方向になっている．

榛原総合病院のホームページには，エンゼルメイク委員会の活動の紹介記事や年間の事業計画が掲載されている．

http://www.hospital.haibara.shizuoka.jp

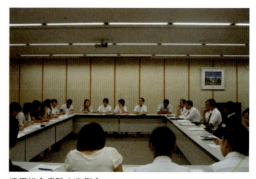
榛原総合病院の定例会

目次

はじめに……iii
付属「ご家族向けパンフレット」の使い方……viii

第1章 エンゼルケア概論

1. エンゼルメイクとエンゼルケア……2
エンゼルメイクとは，エンゼルケアとは……2／エンゼルメイクの定義……3

2. エンゼルケアの基本姿勢……4
基本姿勢を「キーワード化」して共有する……4／キーワードで確認しあう基本姿勢……4

3. 柔軟な判断のための留意点……12
「最優先は家族の意向，最終判断をするのも家族」が基本……12／
柔軟な判断のかたち —— 判断例をもとに……12／
医療処置的な対応について判断するための5つの視点……14

4. マニュアルの作成と改訂……16
マニュアルは継続的に検討し，随時調整する……16／マニュアル検討の際の留意点……16

5. 職場で検討を進める際の7つのポイント……18
検討の際の7つのポイント……18

6. 死後処置からエンゼルケアへ……20
死後処置に変化をもたらす2大要素……20

第2章 「時系列」でみるエンゼルケアの基本

エンゼルケアの流れ……22

1. 療養末期……24
臨終時と臨終後の看護計画を作成する……24／家族への衣類準備の声かけを行う……25

2. 臨終時……27
臨終告知時にすべきこととナースの立ち位置……27

3. お過ごし（お別れ）の時間 ….28
落ちついてお過ごしいただくための環境整備 ….28 ／
スタッフステーションでのその後の準備 ….30

4. 主治医からご家族への経過説明 ….31
エンゼルメイク前に行う経過説明 ….31 ／ケアへのご希望の確認 ….31

5. エンゼルメイク（全身の整え）・冷却など ….32
エンゼルメイク（全身の整え）・冷却の流れ ….32
ご家族へのエンゼルメイクの説明と同室の声かけ ….33 ／点滴など医療器材の取り外し ….34 ／
医療処置的な対応 ….41 ／口腔ケア ….41 ／眼内ケア ….43 ／脱衣 ….44 ／全身清拭 ….46 ／
手浴・足浴・つめ切り ….47 ／簡易シャンプー・整髪 ….49 ／着衣・冷却 ….51 ／
顔のエンゼルメイク ….58

6. ご家族向け文書（またはパンフレット）のお渡し ….77
ご家族への説明に文書を活用 ….77 ／死亡診断書のお渡し ….78

7. 抱きうつし・ご遺体の移送 ….79
ご家族が行う抱きうつし ….79

8. 霊安室などでの待機 ….81
霊安室の考え方 ….81

9. 退院など施設からのお見送り ….82
お見送りのとらえ方 ….82

10. 看護記録 ….83
看護記録のチェック項目 ….83

11. デスカンファレンス ….84
デスカンファレンスの内容 ….84

[死後の身体変化] ①知っておきたい3つのこと ….35 ／②血液の変化（止血しにくい）….37 ／
③体表面（皮膚）の乾燥と脆弱化 ….39 ／④死後硬直 ….43 ／⑤腐敗と冷却 ….57 ／⑥蒼白化 ….69

第3章 「部位別」トラブル対処法

1. 頭部（顔面）….86
頭部・顔面の外傷や腫瘍 ….86 ／鼻翼・口唇の潰瘍 ….91 ／黄疸 ….93 ／閉眼しない ….96 ／
口が開く・閉じない ….98 ／入れ歯が入らない ….101 ／鼻出血・耳出血 ….102 ／
るいそう ….104

2. **頸部** 106
　気管切開部 ....106 ／頸部表皮剥離・圧迫痕 108

3. **胸部** 109
　中心静脈カテーテル（CVカテーテル）....109 ／皮下埋込み型ポート（CVポート）....109 ／
　ペースメーカー ....109 ／病理解剖後の創部 110

4. **腹部** 111
　人工肛門（ストーマ）....111 ／胃ろう 112

5. **陰部・殿部** 114
　尿道口 ....114 ／膣口 ....114 ／肛門 ....114 ／仙骨部褥瘡 115

6. **四肢** 117
　リンパもれ ....117 ／拘縮 117

7. **全身** 119
　熱傷 ....119 ／疥癬 ....120 ／肺結核 120

[死後の身体変化] ⑦黄疸のある肌の変色 ....95 ／⑧顔の扁平化 97

第4章 Q&A エンゼルケア

1. **感染対策** 124
2. **綿詰め** 126
3. **ならわし** 129
4. **コスト** 131
5. **エンゼルケア後** 133
6. **在宅でのエンゼルケア** 136
7. **クリティカルケア領域でのエンゼルケア** 139

index 140

おわりに 143

「ご家族向けパンフレット」の使い方

　エンゼルケア後のご家族に生じる不安や疑問を減らするために，今後のご本人のお身体の変化やご自宅でのケアの留意点についてまとめた「ご家族向けパンフレット」を作成しました．本パンフレットは，退院時，ご家族への説明のために使用したり持ち帰っていただいたり，また介護施設や在宅でも活用できます．
　以下は，お勧めの活用法です．

● 2ページ目の挨拶文の下にスペースを設けています．この欄にケアを担当していたセクションの電話番号，または担当者名などを記入するとご家族は心強いでしょう．記入せずにお使いになってもかまいません．
● たとえば黄疸のことなど，ご家族にとくに読んでいただきたい箇所やページに付箋などをつけてお渡ししてもよいでしょう．
● 追加したい項目があればパンフレットのメモ欄に記入するか，別途，プリントを作成してパンフレットとあわせてお使いください．

　本パンフレットを複数部ご希望の場合は，
　学研メディカル秀潤社（電話：03-6431-1234）までご連絡ください．

第1章

エンゼルケア概論

1. エンゼルメイクとエンゼルケア
2. エンゼルケアの基本姿勢
3. 柔軟な判断のための留意点
4. マニュアルの作成と改訂
5. 職場で検討を進める際の7つのポイント
6. 死後処置からエンゼルケアへ

1 エンゼルメイクと エンゼルケア

エンゼルメイクとは，エンゼルケアとは

本書では，エンゼルメイク，エンゼルケアを次のように意味づけしています．

> **エンゼルメイク**：亡くなった人の全身の身だしなみの整え全般
> **エンゼルケア**：エンゼルメイクを含む臨終後のすべてのケア

エンゼルメイクは，看取りの手段となりうる行為で，その場面やプロセスのことを指しています．

エンゼルケアは，臨終時からご遺体がケアをする人の手を離れるまでのすべてのケアを包括する言葉として使用しています．

エンゼルメイクはケアをする人と家族・関係者などみなが共有できる言葉で，エンゼルケアはケアをする人がケアの視点で使う，いわばケア用語です．

エンゼルメイク研究会発足時（2001年）と現在とでは，エンゼルケアの概念も変化しています（**図1, 2**）．

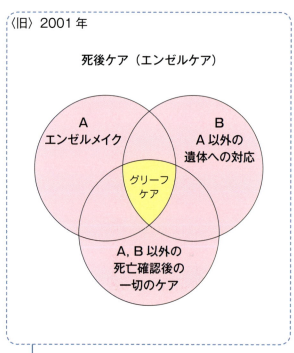

図1 エンゼルメイク研究会発足時の概念図

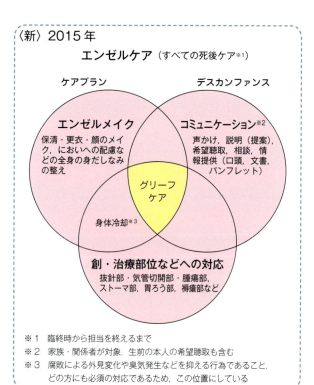

図2 エンゼルケア概念図

エンゼルメイクの定義

「エンゼルメイクとは，医療行為による侵襲(たとえば人工呼吸のための挿管チューブや胃管の固定など)や病状などによって失われた生前の面影を，可能な範囲で取り戻すための顔の造作を整える作業や保清を含んだ，"ケアの一環としての死化粧"である．また，グリーフケアの意味合いも併せもつ行為であり，最期の顔を大切なものと考えたうえで，その人らしい容貌・装いに整えるケア全般のことである」

この定義は，エンゼルメイク研究会の発足時(2001年)のものです．その当時は，エンゼルメイクは「顔を中心とした全身の整え」のイメージでしたが，その後の検討をとおして，「全身の整えの一部として顔の整えがある」という考え方に変化しています．

MEMO

「死後の処置」「死後の処置の化粧」の呼称

エンゼルメイク研究会の発足時に，看護職に「死後の処置」に関するアンケートを行い(2001年2月〜3月)，そのなかで，「死後の処置」「死後の処置の化粧」の呼称について以下の質問をしました．

Q「死後の処置をなんと呼んでいますか？」(図3)
〈回答〉死後の処置 38.3%，エンゼルケア 26.2%，ステルベン処置 27.1%，エンゼル処置 4.7%，そのほか 3.8%

Q「死後の処置時の化粧をなんと呼んでいますか？」(図4)
〈回答〉呼び名はない 80.3%，エンゼルメイク 7.5%，死後の処置メイク 4.6%，ステルベンメイク 0.2%，そのほか 7.4%

*

このアンケートの回答者は，関東の病院に勤務する看護師702名．調査結果からは，わからない点が多いながらもエンゼルメイクを行ってきた実情が垣間みえます．

いわゆる「死後の処置」の呼び名について，研究会では「処置」という言葉を避けたいと考えていましたが，このアンケートの結果を受けて，最終的に「エンゼルケア」「エンゼルメイク」という呼称の採用を確定し，研究会名も「エンゼルメイク研究会」に決定しました．

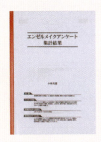

※このアンケート調査の集計結果は，500円で販売しています．購入希望の方は，下記までお問い合わせください．
〈問い合わせ先〉小林光恵 (E-mail：n-three@za2.so-net.ne.jp)

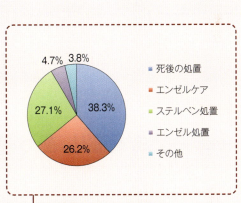

図3 「死後の処置」の呼び名

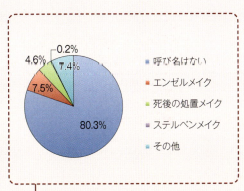

図4 「死後の処置時の化粧」の呼び名

2 エンゼルケアの基本姿勢

基本姿勢を「キーワード化」して共有する

　エンゼルケアを実施する際は，家族の意向や都合の変化などによって，その場における柔軟な判断と対応が求められます．職場で作成している流れ（マニュアル）を基本として，ときに微調整，ときに大幅な変更が必要です．

　そうした調整をエンゼルケアの担当ナースが安心して自信をもって行うためには，職場のスタッフ全員がエンゼルケアを担当するナースを信頼して，その場での判断を一任することが大切です．

　そのためにも，「エンゼルケアを何のために，どういう視点で行うのか」について議論・検討し，基本方針をキーワード化して共有しておきましょう．

　エンゼルメイク研究会では，以下のようなキーワードが「エンゼルケアの基本姿勢」であると考えています．

キーワードで確認しあう基本姿勢

1 「セルフケアの代理」

　オレムは，「人はセルフケアする存在であり，病人は病気によって一部セルフケアできない存在である．そのできない部分を補うことが看護である」としています．それを参考に，「臨終を迎えた人はセルフケアができない存在であり，ご本人に代わり可能な範囲でケアを行うことがエンゼルケアである」と考えることができます．

　たとえ，臨終を迎えたその場に家族や縁者がいなくても，「亡くなったその人と関係し，その人を大切に思う人たちは大勢いる」と想像しながら，本人に代わってケアを行います．

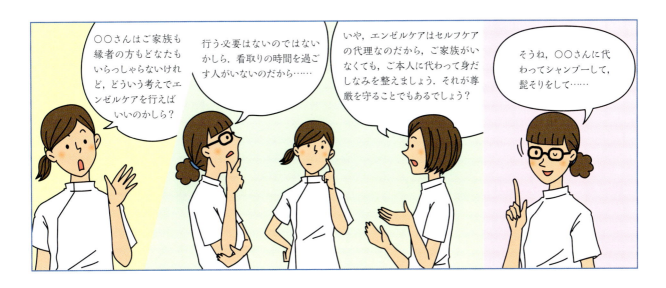

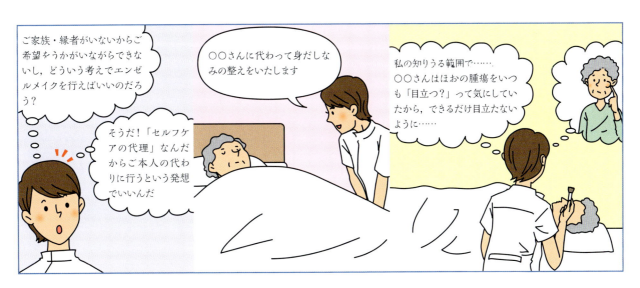

2 「看取りの手段」

エンゼルメイクは，全身の身だしなみの整えの「できばえ」だけが目的なのではありません．手浴，足浴，つめ切り，更衣，クレンジング・マッサージなどをご家族がご覧になったり，ナースのサポートを受けながら実施したりすることが，看取りの手段になりえます．ご家族がご遺体のそばに来たり，触れたりするきっかけにもなります．

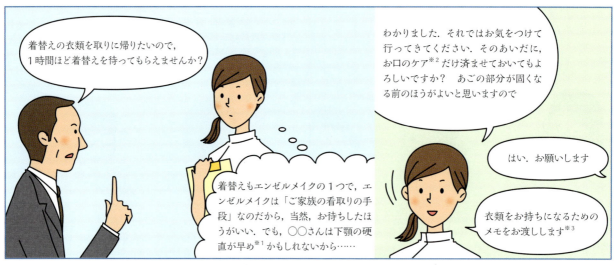

※1 臨終前に下顎呼吸が続いたため，下顎のあたりの硬直が死後1時間ほどで始まる可能性がある（p43参照）
※2 死後，早い段階で口内の汚れがもととなり臭気が発生する場合があるため，口腔ケアは重要となる（p41参照）
※3 平常心ではないことなどが関係して，ご家族は和装のための足袋や洋装のためのネクタイなどなにかしら忘れてしまうことがあるため，簡単なメモを作成しておいてお渡しするのもよい

3 「退院のご準備」「お帰りの支度」「お帰りの準備」

死後の処置を見直した病院のナースたちは，「振り返ってみると，これまでの死後処置ではお通夜や告別式に向けた儀式の準備をしていた気がする」と語ることがあります．

死後の処置を「退院のための準備」と考えるのは，医療・ケアの範囲の対応として自然な発想だと思われ，このキーワードをベースにすると，顔のメイクをどの程度にするか，家族にどういう声かけをしたらよいのか，冷却はどの程度行えばよいのかなど，さまざまな局面において判断しやすくなります．

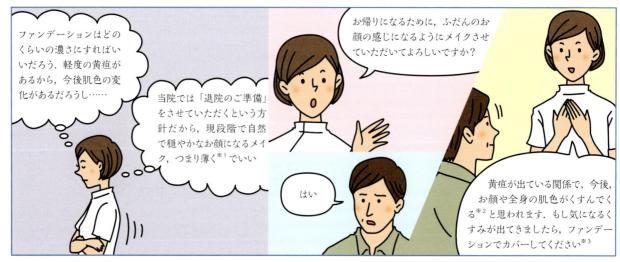

※1 ここでの「薄く」は，「ファンデーションの肌色を薄く」という意味．油分はどなたにも乾燥対策のためにしっかり使う
※2 黄疸の方の肌の変化（p95参照）
※3 ご家族のなかには，ご遺体に触れてはいけないという感覚の方もいるため，口頭か文書で触れてよいことを伝えるとよい

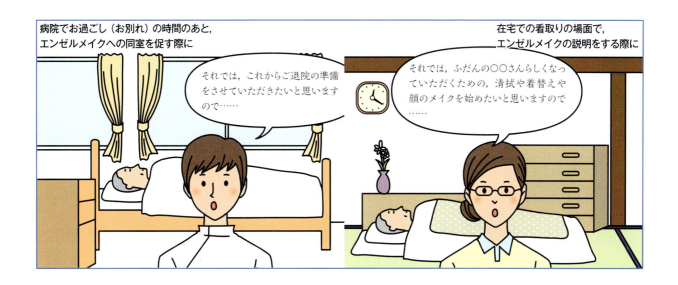

4 「ふだんどおりに」「ふだんの〇〇さんらしく」

エンゼルケアの場面は，葬儀の準備・進行を行う前段階の，日常の感覚で過ごすことが可能な時間帯です．

亡くなった方と日常的な雰囲気で過ごす最後の時間ともいえ，送る儀式の準備ではなく，ふだんの雰囲気で看取りの時間を過ごすためのケアです．そのような考え方を「ふだんどおり」という言葉に込めることができます．

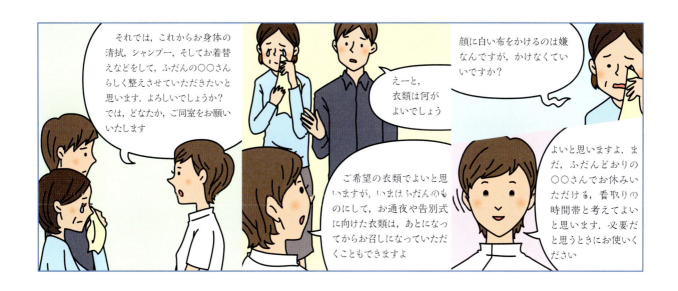

5 「ご家族最優先」

エンゼルケアの際に，常にご家族の意向や判断を最優先するという意識をもつことは，コミュニケーションの充実につながります．これまでの死後のケアは，「これでよいのだ」という先入観のもと，決まった流れで進められており，ケア側の意図や都合を優先していた部分があることは否めません．

たとえば，ご家族が亡くなったご本人と十分に対面できるスペースを確保するといった配慮にもつながっていく考え方です．

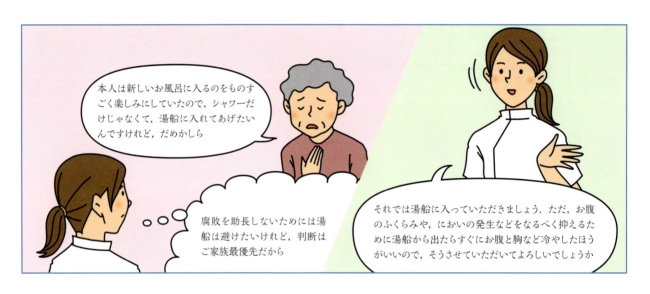

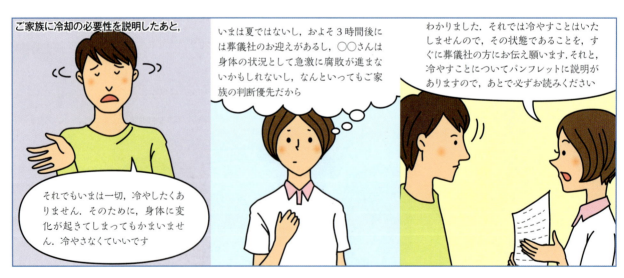

6 「一方的に進めない」

ご家族最優先で判断して対応していくためには、その前に適切な声かけ、説明、相談が必要となります。看取りはご家族にとって初めての経験の場合も多く、加えて心身の疲労や喪失のショックもあるため、ご家族からの積極的な言葉は少なくなりがちです。ケアする側からの一方的な形になりやすい場面であることを十分意識しながらケアを行うために、有効なキーワードです。

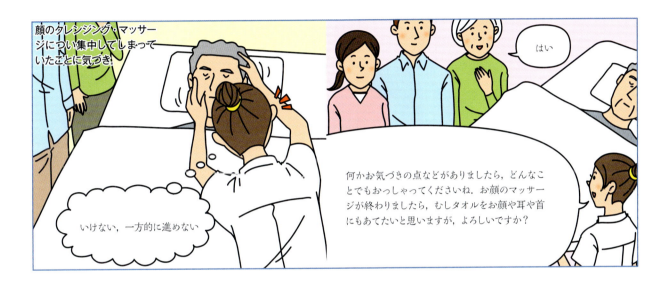

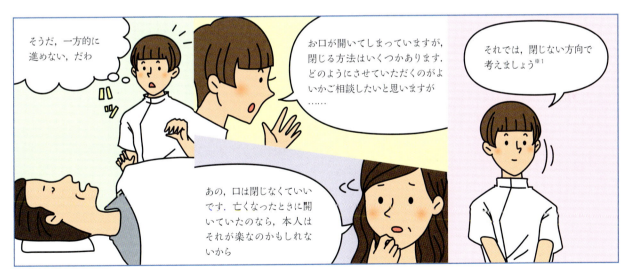

※1 口を閉じない場合のポイント(p98参照)

7 「遺族ではなく家族」

ほとんどの場合，ナースはご本人の療養中からご家族とかかわっており，臨終後も変わらず「ご家族」であるという認識のほうが自然です．また，救急外来などで亡くなった時点から接する場合でも，看護職の場合，「ご家族」という認識のほうが違和感がないでしょう．

ナースがそのような視点で接する職種であり立場であることを確認できる考え方です．亡くなったご本人の身体を，生きているときと同様に気づかうご家族の感覚にも沿うことが可能な言葉です．

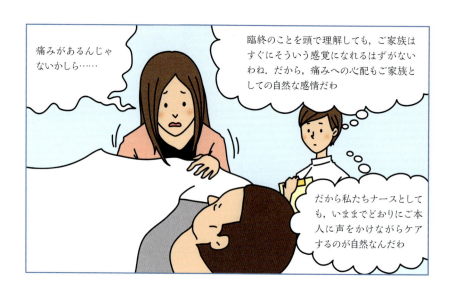

8 「その人らしく」

ご家族にとって，亡くなった方のその人らしさとは，療養中の「その人」ではなく，元気だったころの「その人」のイメージであることが多いです．ナースは元気なころのご本人には会ってない場合がほとんどですから，「その人らしく」身だしなみを整えるためには，ご家族に詳細を伺いながら進めることが肝要です．それはイコール「ご家族最優先，一方的に進めない」ことでもあります．

また，ご家族一人ひとりにとって「その人らしさ」の具体的なイメージに違いがある場合もあり，ご家族同士がそのことを話し合い，唇の色や髪の分け方などが思い出話の発端になることもあります．

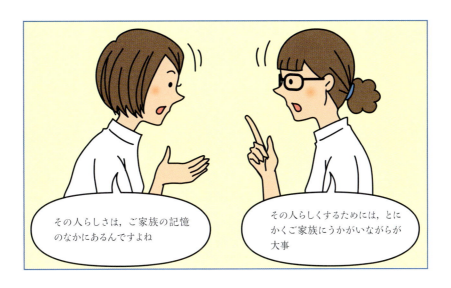

9 「ご家族の得心のために」

得心という言葉について，「広辞苑第六版」には次のような解説があります．

＜十分に承知すること．納得すること．狂言，呂蓮「皆一した上ならでは，成らぬことでござる」．「一がいく」＞

「納得」と「得心」は同義語ですが，ニュアンスに少々違いがあります．「納得」は頭の中で理解や整理ができるというイメージであり，「得心」のほうは心が深く頷くような，気が済むといったイメージがあります．「何をどうすれば得心がいく」という方程式のようなものはなく，ご家族本人も何をどうしたら得心がいくのかわからない場合もあるでしょう．また，その場ですぐに得心がいくわけではなく，「あとで振り返ってみたら得心がいった」ということもあるでしょう．

ケアする側は，
- エンゼルケアは，ご家族の看取りの場面であること
- もし自分が家族ならどうしてほしいかを考えること
- ケアする側にはわからない，ご本人とご家族との歴史がある

などといったことを意識して，ご家族の得心がいくことを願って，ていねいに接することが大切です．

ですから，エンゼルケアでは「納得より，満足より，得心」という言葉がマッチしていると考えます．

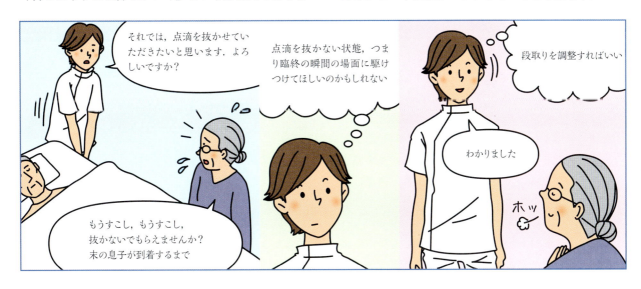

3 柔軟な判断のための留意点

「最優先は家族の意向，最終判断をするのも家族」が基本

療養中は，ご本人・ご家族と医療側のインフォームド・コンセントによって療養の方針が決まり，その方針をベースにして医療者側は専門的な判断をして対応をします（図5）.

つまり，その場面ごとに救命や治療，苦痛緩和に向けた与薬や処置，看護の内容などが瞬時に決定されます．たとえば急変の際，医療者側が瞬時に優先すべきことを決定し，主導的に対応します．ご家族は，その判断をあらかじめ了承しています．

しかし，臨終以降は最期の看取りの場面となりますから，医療者側は看取りのサポートに徹することになります．看取りにおける得心（心から納得すること）は，ご家族の感じ方や考え方に基づいており，そのありようはさまざまです．そのため，看取りの場面ではご家族の意向を重視し，最終判断をするのはご家族であることがベストとなります（図6）.

柔軟な判断のかたち ── 判断例をもとに

1 入浴方法についての判断例

①担当スタッフが，入浴を行うこと，具体的にはぬるま湯によるシャワー浴で行うことをご家族に説明する.
②家族は「どうしても湯船に入れてあげたい」と言う．「湯船につかるのがなによりも好きだったこと」「最近はずっと湯船に入れなかったこと」と語る.
③身体の状態から急激に腐敗が進むとは予想されず，季節も冬であること，葬儀関係者による冷却実施までそれほど時間が空かないことなどから，湯船に短時間つかっていただき，すぐに可能な範囲で冷却を行う形でよいだろうと判断する．「では，湯船に入っていただきましょう．ですが，その後の身体の変化を抑えることができるので，湯船から出たらすぐにお腹と胸を冷やしましょう．そのような形でよろしいですか？」と提案する.
④家族「では，そのようにお願いします」
⑤入浴を実施．シャワー浴後，すぐに腹部と胸部を冷却する.

2 冷却についての判断例

①担当スタッフが，冷却の必要性について家族に説明する.
②家族は「冷たそうで寒そうだから冷却はしなくてもいいです」と言う．「すごく寒がりなんです！　だからしなくてもいいです」
③身体の状態からやや早めに腐敗が進む可能性がある

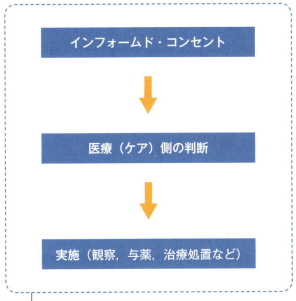

図5 療養中の判断のかたち

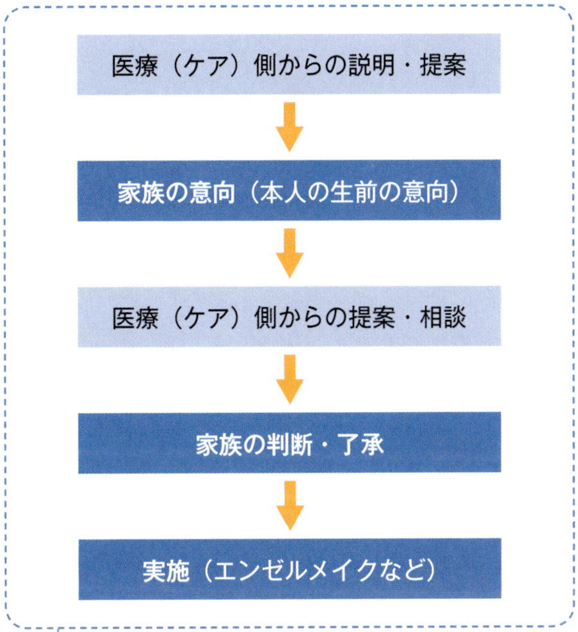

図6 臨終以降の判断のかたち

と考え，改めて冷却の必要性をより具体的に説明し，冷却を勧める．初めは「腐敗」を「変化」という言い方で，冷却をしない場合の漏液や腹部膨満，皮膚変化や臭気の可能性を説明するが，それでも納得が得られないため，「腐敗」という言葉を用いて説明する．保冷剤や氷を直接，ご遺体にあてるのを避けたい場合は，ご遺体のそばに置き，冷却シートで包むような対応も可能であることを提案する．
④家族は腐敗の進行が早まる可能性を理解したうえで，なお「それでもいまは冷やさなくていいです！」と言う．
⑤冷却は行わず，腐敗と冷却についての解説もある「ご家族向け文書（またはパンフレット）」をお渡しし，早めに葬儀社の方と相談して冷却を実施していただくよう説明する．

3 開口についての判断例

①担当スタッフが口を閉じる方法がいくつかあることを家族に説明し，意向をたずねる．
②家族は「口は無理に閉じなくていいです．亡くなったときに開いていたのならそれが楽なのかもしれないから」と言う．
③死後硬直（p43参照）や口腔内の乾燥に対して配慮し，「これから自然現象で顎が固くなっていきますので，お口が開いたままになると思われます．時間が経って緩んできたときにお口を閉じても構いません．それとお口の中が外気に触れてたいへん乾燥しますから，乾燥防止として油分をつけてもよろしいでしょうか」と相談する．
④家族「では，そのようにしてください」
⑤実施する．

医療処置的な対応について判断するための5つの視点

貯留腹水の排出，人工肛門部の縫合，ペースメーカー取り出しなどの医療処置的な対応法の判断についても，最優先されるのはご家族の意向ですが，あらかじめ医療側の基本姿勢が整理されていないと，「当院では，ご希望があれば腹水穿刺して腹水を抜く対応も可能ですが，いかがいたしましょうか」「主治医の○○は，ご希望があれば腹水を抜く腹水穿刺をさせていただきたいと考えています．いかがいたしましょうか」などといった，ご家族に意向を問うための声かけさえ十分にできません．

また医師が臨終後の処置にかかわらないとなれば，それによって対応の範囲が違ってきますので，それに応じたケアやご家族への説明について整理しておく必要があります．

次の5つの視点（**図7**）から，あらかじめ施設としての，病棟としての，あるいは主治医別などの基本姿勢を検討しておくことをお勧めします．

1 ご家族の意向

ご家族の意向はさまざまです．たとえば，腹水貯留が目立つ方のご家族には，生前，何度も腹水穿刺をして本人が楽になったという印象から「腹水を抜いて楽にしてほしい」と希望する方がいます．また逆に「もう針を刺して痛い思いはさせたくない」というご家族もいます．

人工肛門，ペースメーカーなどいずれの場合も，ご家族の意向を伺い，その意向に沿う方向で考えることが鉄則です．

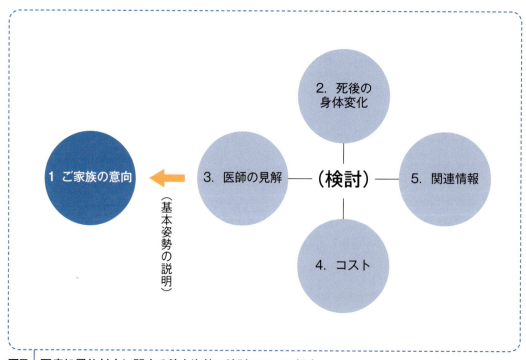

図7　医療処置的対応に関する基本姿勢の検討：5つの視点

2 死後の身体変化

死後の身体変化から予測されることや配慮すべきことがあります．たとえば腹水貯留のある方の場合，すでに腹腔内圧が高まっているため，腹水貯留のない方に比べて腐敗進行に伴う内圧上昇による体外への漏液が早まると考えられます．

3 医師の見解

医師の対応は，「臨終後の対応は責任の範囲外としてまったくタッチしない」「ご家族の意向に沿って対応する」などさまざまです．施設としてあるいは病棟として，基本的にどう対処するのか，医師別に対応するのかなどについて医師をまじえて議論し結論を出しておく必要があります．

人工肛門や胃ろう・ペースメーカーなどは，治療の一環として主治医との相談に基づいて開始された医療処置です．そのため，ご家族の意向を尋ねるための声かけも，主治医が行うと家族の得心につながるとも考えられます．その点も加味した議論・検討をお勧めします．

4 コスト

腹水穿刺などを行ったとしても，現在のところ，その名目でコストを請求しているという話は聞かれません．いわゆる「死後処置料」は診療報酬外の看護業務として算定されていますから，穿刺や切開・縫合など医師がかかわる可能性のある処置の料金が，使用物品も含めて死後処置料に包括されていると考えることには疑問が残ります．

「死後腹水穿刺料」といったように独立した形で適切な額を請求するほうが家族は希望を出しやすく，医師も実施しやすいのではないでしょうか．

5 関連情報

たとえば，最近はご遺体からペースメーカーを取り出さない対応をする場合がありますが，その場合は火葬場の担当者に確実にそのことが伝わるように配慮することがポイントとなります．

このように，対応するテーマに関連した情報も合わせて検討する必要があります．

4 マニュアルの作成と改訂

　エンゼルケア担当ナースがその場で状況に応じた柔軟な判断と対応をするために，エンゼルケアマニュアルは基本的なケアの流れや手技とともに，なぜそうするのかについてひと目でわかる行動レベルを中心とした構成・表現であることがお勧めです．また検討を重ねつつ，その結果を落とし込むかたちで改訂し続けていくことが望まれます．

　エンゼルケアのマニュアル作成・検討の際，留意する点を以下に示します．

マニュアルは継続的に検討し，随時調整する

　エンゼルケアは，基本方針の検討をはじめとして検討すべき側面が多く，検討自体に時間がかかります．また，社会の看取りや死に対する感覚や考え方の変化，家族のありようの変化などを受けて，そのつど対応を調整していくことも大切です．ひと通りの改訂が済んだあと，あるいは新しく作成し終わったあとでも，継続的に検討・調整を続けていると，より充実した内容となります．

　改訂や調整をした日時と，改訂した項目を巻末などに改訂歴として明記していくと，次の検討や調整に役立ちます．

マニュアル検討の際の留意点

 ロールプレイングを用いた検討がお勧め

　家族への声かけや説明は，その具体例をセリフとしてマニュアルに盛り込むのがお勧めです．実際の場面でそのまま使えますし，家族に対する話し言葉の随所に院内での基本姿勢や考え方が反映されますので，そこから基本姿勢の理解や共有にもつながるからです．

　マニュアルに記す具体的なセリフを見い出すために，最も成果が上がるのがロールプレイングです（**写真1**）．亡くなった人，家族，医師，看護師などそれぞれの役になり，こまやかな状況を設定して行うと，ときに「てにをは」によってもたらされる印象の違いなども確認しながら検討が進み，具体的な案が出てきます．

　また，セリフだけではなくしぐさや態度も具体的に検討できます．家族が立つあるいは座るスペースや亡くなったご本人との距離，ナースが立つ位置など空間についても意識して検討できます．

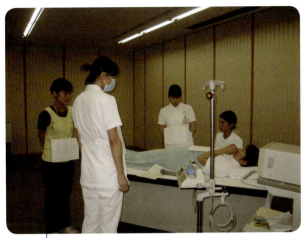

写真1　榛原総合病院月例委員会でのロールプレイング

2 関連情報などは共有事項として添付する

　たとえば，地域の葬儀サービスにはどのようなものがあるのか，一般にどのようなサービスを受ける傾向にあるのか，ご家族が希望した場合，たとえばエンバーミングサービスを受けることが可能なのか，搬送代などの料金はそれぞれどのくらいなのかなど，エンゼルケア後に関する情報を知ることが，エンゼルケアの判断に役立ちます．

3 他職種にも周知する

　マニュアルのダイジェスト版などを作成し，エンゼルケアの内容を，おおまかにでも看護部以外のスタッフに伝えるのもよいでしょう．

　たとえばならわしについての考えや対応について伝わっていると，ご家族への電話対応などでも理解や協力が得られやすくなります．

書籍紹介

榛原総合病院の院内マニュアル作成にめっては，院内アンケートの結果も活かされており，そのアンケート結果が掲載されています．

『改訂版　ケアとしての死化粧』
小林光恵・エンゼルメイク研究会編著
（日本看護協会出版会）

p109〜榛原総合病院「逝去時の看護」院内マニュアルの内容（項目とその解説）が掲載されています．

『もっと知りたいエンゼルケア　Q&A　［DVD付］』
小林光恵著
（医学書院）

5 職場で検討を進める際の7つのポイント

「職場でエンゼルケアの検討を始めるためのアドバイスがほしい」という声が少なくありません．「何から着手したらよいのかわからない」「検討を開始したものの思うように進まない」「検討することに職場の賛同が得られない」などの相談もあります．

ここでは，検討を進めている現場の状況や榛原総合病院での検討例を参考に，検討のポイントを紹介します．

検討の際の7つのポイント

1 委員会や勉強会を発足する

エンゼルケアを看護部全体の取り組みとする委員会を発足するために，所属部署の上司などに提案します（筆者は委員会設置に向けての第一歩として，病院看護部からエンゼルケアの講演依頼を受けることが少なくありません）．

また所属部署内あるいは施設内で，エンゼルケアに関心の高い人を募り勉強会を始めます．2～3人の勉強会から始めたというケースは多いです．

2 死後の身体変化情報を伝達，共有する

手始めに所属部署内などで情報提供するとよいと思われるものが，死後の身体変化情報です．死後の身体変化の知識は，エンゼルケアの検討を進める際のベースとなる部分です．この知識を得ると自動的にやるべきこと，配慮すべきことがみえてきて，みながエンゼルケアの見直し・検討の必要性に気づきます．

また，逆に，死後の身体変化の知識を得られなければ，議論・検討を進めることができません．たとえば，口腔ケアはほかの保清よりも早めに行う必要がありますが，死後の身体変化の知識がなければその理由が共有できません．

3 意識調査などでエンゼルケアの目的や根拠を整理する

所属部署にこれまでの死後処置の見直しを提案すると，「クレームなどの問題はなかったのだから見直し・検討の必要はない」といった意見が出て，検討を見送ることになる場合もあります．

そのような雰囲気がある場合，見直しの必要があるかどうかをジャッジするために，これまでのならわしや綿詰めなど，死後処置の一つひとつの対応について，目的や根拠についてどう考えているのか，気になる点はないのかを，アンケートをとるなどして意識調査を行うことをお勧めします．

そうすることによって，根拠があいまいなままの対応が多かったことに気づき，見直しの必要性が浮き彫りになります．

4 ほかの施設の取り組みや事例を紹介する

たとえば先行して死後処置の見直しを実施し，検討成果が得られている近くの施設や縁のある施設からナースを招き，取り組みの経緯や事例を発表してもらいます．

実践者の話は説得力があり，検討に向けての大きな動機づけとなります．

5 これまでの対応の否定ではないことを伝える

これまでの死後処置でも，ナースは亡くなったご本人の尊厳を意識し，ご家族にも真摯に接してきました．死後処置の見直しの提案を，これまでの対応をすべて否定しているかのように受け取り，見直しに抵抗を感じてしまうナースもいます．

提案はあくまでもこれまでの対応の否定ではなく，死後のケアを充実させるためであることを伝えることがポイントです．

6 コストの側面から問いかける

死後は診療報酬の範囲外となり，多くの施設では独自の算定でコスト請求を行っています．その額は5,000円の施設もあれば5万円の施設もあります．

検討を提案する人は，あらかじめコスト請求について施設に確認したうえで，その料金に見合ったケアが行われているか，その料金について家族から問われた場合どう説明するのかなどを同僚に問いかけ，検討の必要性の認識につなげていくのもよいでしょう（コストについてはp131参照）．

7 すこしずつ導入しながら検討する

たとえばある病室の患者のみ，顔のクレンジング・マッサージを保清の位置づけで導入してみて，その結果を部署内で示しながらすこしずつ検討を進めていくなどといった方法もお勧めです．クレンジング・マッサージは必ず高い効果が実感できますので，説得力があります．

また，ご家族への同室を促す声かけを「ご一緒になさいませんか？」から「～お願いいたします」に変えてみて評価をするなど，すぐに効果を実感できることから可能な範囲で導入する方法もお勧めです．

6 死後処置からエンゼルケアへ

死後処置に変化をもたらす2大要素

〈死後処置がエンゼルケアに変化する2大要素〉
- 死後の身体変化情報を得る
- ご家族の意向を知る

これまで長らく行われてきた死後処置を見直した現場では，「ご家族中心の看取りの場面やプロセスを意識した考え方」「具体的対応として保清などのエンゼルメイクが中心となり，コミュニケーションを重視した方向」に変化しています．その現場のナースたちは，考え方も具体的な対応法もがらりと変化したという印象をもっているようです．

そのような大きな変化をもたらす2大要素が，看護教育には含まれていない「死後の身体変化情報を得ること」と「ご家族の意向を知ること」であり，エンゼルケアの検討の軸となる要素です．

ご家族は，臨終の告知を聞いたばかりで，頭では理解しているものの，亡くなったご本人の身体を生きているときと同様に「痛くないか」「寒くないか」「苦しくないか」と気づかっていることが少なくありません．

たとえば，死のならわしごとである四角い白い布を顔にかけることについても，「そんな，死者らしいことはしないでほしい」「夫はまだ心臓が止まっただけだから，全部いままでどおりでいい」というご意向が聞かれたりします．その言葉に沿うことで対応が大きく変化するのです．

〈実際に聞かれた家族の言葉から〉

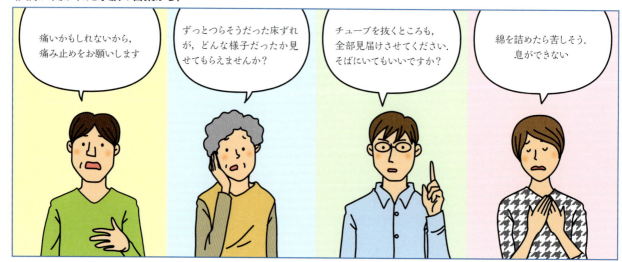

第2章

「時系列」でみる エンゼルケアの基本

エンゼルケアの流れ
1. 療養末期
2. 臨終時
3. お過ごし（お別れ）の時間
4. 主治医からご家族への経過説明
5. エンゼルメイク（全身の整え）・冷却など
6. ご家族向け文書（またはパンフレット）のお渡し
7. 抱きうつし・ご遺体の移送
8. 霊安室などでの待機
9. 退院など施設からのお見送り
10. 看護記録
11. デスカンファレンス

エンゼルケアの流れ

※医療施設での基本的な流れです.

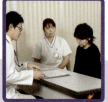

p24-26

1 療養末期

- 臨終時と臨終後の看護計画
- 家族への衣類準備の声かけ

※ここでは，療養末期のエンゼルケアにまつわることのみにふれます．

p27

2 臨終時

- 臨終告知時の声かけおよび家族への対応／ナースの立ち位置の確認／ご家族への一礼

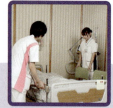

p28-30

3 お過ごし（お別れ）の時間

- ご本人とご家族のみでお過ごしいただくための環境整備
- 医療器材の取り外し／環境整備・椅子などの準備／挿管抜去／顔まわりのチューブ類を外す／点滴の滴下中止
- 退院まで（またはケア終了まで）のおおまかな説明
- スタッフ退出
- スタッフステーションでのその後の準備など

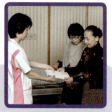

p77-78

6 ご家族向け文書（またはパンフレット）のお渡し

- ご家族向け文書に関する説明
- 死亡診断書のお渡し

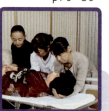

p79-80

7 抱きうつし・ご遺体の移送

- ご家族によるベッドからストレッチャーへの移動

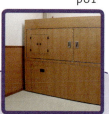

p81

※省略もあり

8 霊安室などでの待機

※病室や居室から直接お帰りになるか，霊安室などにいったん待機していただくか，各現場において要検討

※ここに示した流れは基本形としての提案ですから，プロセスの一部のみ採用したり，順序を変えたりしても問題はありません．また，介護施設や在宅など状況に応じてアレンジしてください．
※プロセス2〜9までの総時間は，榛原総合病院では90〜140分ほどです．5のみの実施時間は，平均40分です．

p31

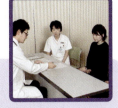

4 主治医からご家族への経過説明

- （主治医から）ご家族への経過説明
- ケアへのご希望の確認
- 死亡診断書のお渡し（これ以降のタイミングでも可）

p32-76

5 エンゼルメイク（全身の整え）・冷却など

- スタッフ再訪室
- ご家族にエンゼルメイクの説明／同室のお願い
- 口腔，眼内ケア
- 開口への対応
- 全身保清
- 更衣
- 冷却　など

全身清拭の場合
点滴など医療器材の取り外し→処置的な対応→口腔ケア→眼内ケア→脱衣→全身清拭→手浴・足浴・つめ切り→簡易シャンプー・整髪→着衣・冷却→顔のエンゼルメイク

シャワー浴の場合
点滴など医療器材の取り外し→処置的な対応→シャワー浴準備・シャワー室へ移送→口腔ケア→眼内ケア→脱衣→全身のシャワー浴→病室へ移送→整髪→着衣・冷却・つめ切り→顔のエンゼルメイク

p82

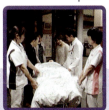

9 退院など施設からのお見送り

※ケアの区切りとなる最後の挨拶の場面でもあり，1プロセスとして意識

p83

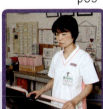

10 看護記録

- 経過を記録

※詳細を記すため，チェックシート作成の要検討
※コスト関連も記録

p84

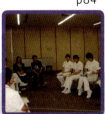

11 デスカンファレンス

※実施のタイミングや規模は可能な範囲で行う

1 療養末期

臨終時と臨終後の看護計画を作成する

　ケースに応じて可能な状況・タイミングでエンゼルケアに向けた看護計画を作成し，それをスタッフ間で共有しておくことをお勧めします．それによって，その場でのよりスムーズな判断が可能となり，細かな点まで配慮する余裕も生まれます．

1 看護計画作成のポイント

- どの段階，状況にあるケースに対してエンゼルケアの看護計画を作成するか，そのラインを決定する．たとえば，「主治医からご本人かご家族に死が遠くはない状況であることの説明をしたとき」などがあげられます．
- ご本人やご家族が読む可能性も考え，エンゼルケアの看護計画を記載するスペースに，「もしもの場合」「万が一の事態になったら」などと必ず明記し共有します．死を想定している印象にならないように心がけます．
- ほかの看護計画と同様に，家族の希望の変化など状況の変化によって随時，計画内容を調整し配慮します．
- 急変時に連絡する人，エンゼルケア時にキーパーソンになると思われる人，臨終時に何人くらいの方が同席すると予想されるかなど，スタッフで共有したい情報を記載します．
- 可能であれば，事前に臨終時・後にしてほしいことや過ごし方のご希望をうかがって記載（衣類の準備の声かけの際に聞かれた希望など）します（**写真1，表1**）．可能であればご本人の希望をうかがい，また，ご家族，ご本人ともに意向を示唆していると思われる言葉なども記載します．
- 腐敗の進行予測も病状などからある程度予測し，冷却の度合いを計画し記載します．
- 褥瘡や腫瘍，リンパ浮腫や創部などの対応法について記載します．
- ペースメーカーや人工肛門部などの対応については，ご家族にご意向をうかがうときの説明がスムーズにできるように，職場の基本的対応を整理しておきます．
- たとえば，お風呂好きだったためできるだけシャワー浴にするなど，エンゼルメイクにまつわる具体的な提案を（ご本人に対してできることは何か）を検討して記載します．

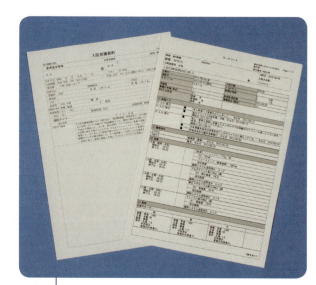

写真1 榛原総合病院の看護記録

表1 看護計画の例（榛原総合病院）

家族への衣類準備の声かけを行う

臨終後，身だしなみの整え（エンゼルメイク）を行う際の衣類準備の声かけは，そのタイミングや声のかけ方が難しいといわれています．

しかし，家族と看取った経験のある方たちからは，「その点ははっきり言ってもらいたい」「着るもののことまで気が回らないし，臨終間際やそのときになってしまってからでは慌てるし，準備が間に合わない場合がある」という声も聞かれます．

声かけのタイミングや声のかけ方については，次のかたちをお勧めします．

1 声かけのタイミングと言葉

声かけのタイミングとしては，主治医からご家族に「臨終が近いかもしれない」と容態の説明を行った直後，などがよいでしょう．

たとえば，「つきましては……」と話を切り出し「万が一の事態となった（もしものことになってしまった）ときのお着替え用の衣類をご準備いただくとよいかも

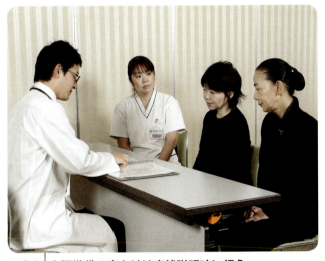

写真2 衣類準備の声かけは病状説明時に行う

しれません」「使うことがないといいですね」などといった内容で声をかけます（**写真2**）．

2 声かけ後のコミュニケーションのポイント

　声かけ後,「思い思いの衣類をお召しいただいておりますので,ご希望のものをご準備ください」などと続けます.また,ご家族がどういうものを準備したらよいかわからない様子であれば,「ご本人がお気に入りだったブラウス,消防団で活躍していたから消防団の制服,いつも農作業で着ていた野良着など,ご希望のものをご検討ください.のちの儀式に向けてあらためて別のものに着替えることも可能ですので」といった説明をつけ加えます.

　また,高齢者の場合には,「ご本人がたんすなどにあらかじめ準備している場合もありますので,その点もご本人のお部屋などを可能な範囲で確認されてもよいかもしれませんね」などとつけ加えてもよいでしょう.

2 臨終時

臨終告知時にすべきこととナースの立ち位置

1 死亡確認と臨終告知時は手を止めて姿勢を正す

主治医が死亡確認し臨終の告知を行うときには，看護師は動作を止め，医師の死亡確認に注目します．

臨終の告知の際には，事態を厳粛に受け止めていることを態度であらわすため，きちんと姿勢を正して立ちます（**写真3**）．

2 臨終告知時の立ち位置

臨終の告知時は，看護師は家族の横や背後などご家族の近くに立ち（**写真3**），家族をサポートする立場であることを表すと同時に，体調をくずされたご家族にすぐに対応できるようにします．

3 家族に一礼する

主治医が，臨終の告知を終えてご家族に一礼する際，看護師も一緒に一礼します（**写真4**）．

そのあと，ご家族にかける言葉を無理に探すよりも，必要を感じたら背中などにそっと触れるなどしてご家族を気づかいます．

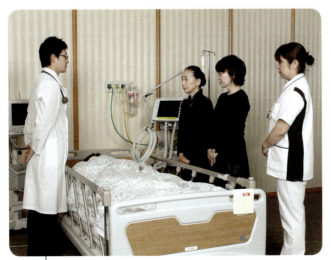

写真3｜ナースの姿勢と立ち位置

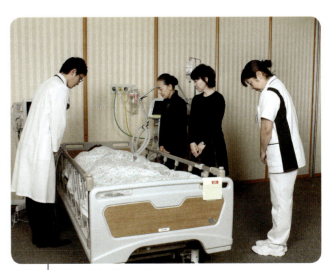

写真4｜臨終の告知後の一礼

3 お過ごし(お別れ)の時間

落ちついてお過ごしいただくための環境整備

　主治医とともに一礼したあと，主治医の退出を見送りながら一拍おき，「それでは，私たちは退出いたしますので，しばしみなさまのみでお過ごしください」などと声をかけます（**写真5**）．お過ごしの時間は30分ほどを目安に考えるとよいでしょう．

　また，お別れを時間で区切ることはできないので，呼称は従来の「お別れの時間」よりも「お過ごしの時間」が適当だといえます．

1 顔部やその周辺から医療器材を外す

　人工呼吸器の挿管チューブや酸素マスク，酸素チューブ，胃チューブなど顔部に使われている医療器材は，「お外しします」「よろしいでしょうか」という言葉，あるいはその意味の目配せをして一拍をおき，ご家族が否定されなければ了承として，すみやかに外します（**写真6**）

　気管切開部から人工呼吸器を接続していた場合は，チューブを外し，挿管カニューレの口の部分の上に乾燥防止としてガーゼなどをのせておきます（チューブは残し，途中の接続を外すかたちでもよいでしょう）．胃チューブは可能な範囲で内容物を吸引後，抜去します．

　この場面で顔部やその周辺から医療器材のみを外すのは，亡くなった方のお顔を見ながら対面してご家族にお過ごしいただくためです．枕を外していた場合はあらためて枕をあて，掛け布団なども整えます．

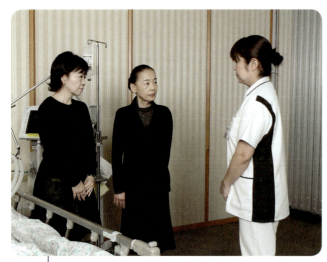
写真5 お過ごし(お別れ)に関する声かけ

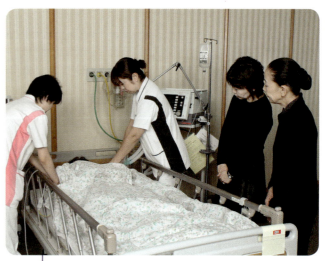
写真6 顔まわりの医療機材をすみやかに外す

2 スペースを確保する

　ご家族が，ご本人のお顔近くに立つあるいは座ることができるようスペースを確保するために，またものものしい印象をなくすために，人工呼吸器やモニター画面，点滴台など大きな医療機器は部屋の隅に遠ざける，あるいは室外に出すようにします．

　ご家族の人数など状況によっては，オーバーテーブルなども移動して，ご家族がご本人を囲むことができるようにします．急変時に使用した物品のトレーなど，置き忘れていないか，静かにお過ごしいただける環境であるかどうかを確認します．

　また，ご家族用の椅子なども用意します（**写真7**）．

3 退出時の声かけ

　退院（またはケア終了）までのおおまかな流れを説明します．
例：「ご本人とご家族のみなさまのみでお過ごしいただきました後，主治医からの経過説明があり，そのあとお身体の清拭（またはシャワー浴）やお着替えをして，お帰りの流れになります」

　最後に，次のようにご家族に声をかけて退出します（**写真8**）．
例1：「30分くらい経ちましたら，またまいります．私たちは，スタッフステーションにおります．何かありましたらお声をかけてください．それでは失礼いたします」
例2：「私たちはスタッフステーションにおります．失礼いたします」

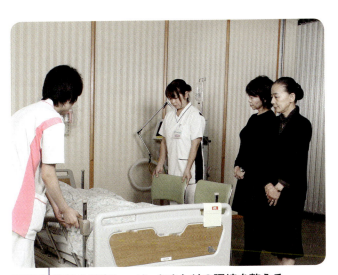

写真7｜椅子を用意し，ベッドまわりの環境を整える

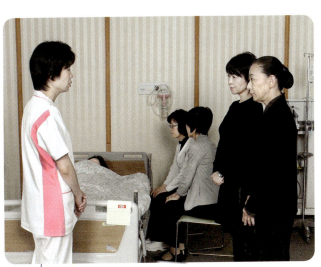

写真8｜ご家族に声をかけて退出する

スタッフステーションでのその後の準備

1 その後のための準備

エンゼルケアの看護計画が作成されている場合は，それと照らし合わせながら，次の各事項の確認や変更などを行います．

確認事項

①ご遺体のリスク評価と対応を検討する
　腐敗の進行，出血の可能性など身体の変化を予測し，対応を検討します．
②主治医と医療処置的な対応について相談・確認する
　人工肛門や貯留腹水，ペースメーカーなどの対応について準備すべきことを確認します．
③死亡診断書作成の確認を行う
　主治医に死亡診断書作成の確認をします．
④守衛など必要各所へ連絡する
　職場の約束事となっている連絡先に連絡します．
⑤エンゼルメイク用必要物品を準備する
　着替えのご準備かあるかどうかを未確認の場合は，お過ごし中のご家族に尋ねます．お過ごし中の訪室はなるべく避けたいですが，お宅に取りに帰る可能性も考えて適宜，訪います．
　全身の保清，着替え，顔のエンゼルメイクなどの必要物品を準備します．
⑥ご家族向け文書（またはパンフレット）を準備する
　ご家族にお渡しする文書の内容を確認し，この時点で追加できる内容を書き加えます．お渡しする直前に，さらに必要な追記をします（付属の「ご家族向けパンフレット」参照）．
⑦ここまでの記録を行う
　時間に余裕があれば，それまでの看護記録を行います．

4 主治医からご家族への経過説明

エンゼルメイク前に行う経過説明

主治医とご家族の代表者の席を設け，ご家族に声をかけ，エンゼルメイクに入る前のタイミングで主治医からの経過説明を行うのが理想です．

ご家族の不明な点・気になる点をこの段階で解消し，できるだけ次のエンゼルメイクに臨んでいただくためにも，このタイミングがよいでしょう．

ケアへのご希望の確認

経過説明のあとに，死亡診断書の内容確認をし，その際に人工肛門や，ペースメーカーや胃ろうなど医療処置を行っていた部位をどのようにしたいかなどについて，主治医がご家族に希望をうかがい，どのように対処するかを決定します（**写真9**）．

それを受けて看護師は必要物品を追加するなどしてから，病室を訪ねます．

死亡診断書のお渡しは，状況によってこのあとのタイミングでもかまいません．

このあたりのタイミングで，お帰りとなるおよその時間をお伝えするのもよいでしょう．葬儀社にお迎えに来ていただく時間の目安になります．

会話例

医師：「人工肛門の部分は縫って閉じる，あるいはそのままにしておくなど，どういう対応がご希望でしょうか」
家族：「では縫ってふさいでもらいたいです」

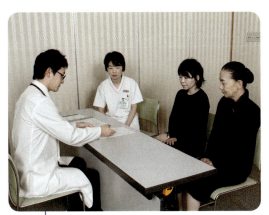

写真9 経過説明とご希望の確認

5 エンゼルメイク（全身の整え）・冷却など

エンゼルメイク（全身の整え）・冷却の流れ

全身清拭の場合

- ご家族へのエンゼルメイクの説明と同室の声かけ
- 点滴など医療器材の取り外し
  鎖骨下・末梢点滴，心電図，血圧，パルスオキシメータ，尿チューブなど
- 医療処置的な対応
  胃ろう部，気管切開部，褥瘡部など
  ※対応法は第3章（p106～）
- 口腔ケア
- 眼内ケア
- 脱衣
- 全身清拭
- 手浴・足浴・つめ切り
- 簡易シャンプー・整髪
- 着衣・冷却
- 顔のエンゼルメイク　p58～

シャワー浴の場合

- ご家族へのエンゼルメイクの説明と同室の声かけ
- 点滴など医療器材の取り外し
  鎖骨下・末梢点滴，心電図，血圧，尿チューブなど
- 医療処置的な対応
  胃ろう部，気管切開部，褥瘡部など
  ※部位によってはシャワー浴後に
- シャワー浴準備・シャワー室へ移送
- 口腔ケア
- 眼内ケア
- 脱衣
- 全身のシャワー浴
- 病室へ移送
- 整髪
- 着衣・冷却・つめ切り
- 顔のエンゼルメイク

ご家族へのエンゼルメイクの説明と同室の声かけ

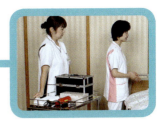

1 ご家族への同室の声かけ

エンゼルメイクを始める際は、まずご家族へ下記のような同室の声かけを行います。
①「ご退院のためのお支度として、これからお身体を拭いたり、お着替えをしたりさせていただきたいと思いますので、どなたか同室をお願いいたします」
②「これからご退院に向けたお支度のお手伝いをさせていただきたいと思いますので、どなたか同室をお願いいたします」

介護施設では「お帰りのお支度」、在宅では「ふだんどおりの○○さんらしくなっていただくための清拭やお着替えを始めたいと思います」などと言い換えます。

2 声かけのポイントは「お願いします」

退院のお支度を進める際には、ご家族にこれから行うことをご提案・説明し、ご家族の希望をうかがい、承諾を得て進める必要があります。ご家族の意向を最優先するために、ご家族不在では進められない、という点を「お願いします」という言葉で表します。

従来のスタンダードな声かけである「ご一緒になさいませんか」は、ロールプレイングでの検討や取材の結果、「ご希望があれば一緒に行ってもいいですよ」といった、いわゆる上からの物言いに聞こえる場合や、「やってもやらなくてもよい」というニュアンスが伝わる場合が若干あることがわかりました。

ご家族がそう感じられた場合、「別にやらなくてもいい」「お任せします」「疲れているし」という思いで、同室しない方向になる可能性が出てきます。実際に、ある緩和ケア病棟では、「ご一緒になさいませんか」を「お願いします」に変えたところ、同室するご家族が激増しました。

3 「ご家族の同室は必須」の方向で

同室の無理強いはよくありませんが、医療者側が適切に促すことは大切です。なぜなら、この時点では、ご家族はエンゼルメイクなどが、どのような場面なのかを知らずにいるからです。あとからエンゼルメイクのことを知り、「事前に知っていればやりたかった」という声が聞かれたこともあります。

また、「すべてを見届けたい」というご家族もいます。ベッドからすこし離れた場所で椅子に座りそばで見守るかたちでも、可能な範囲で一緒に行っていただくかたちでも、あるいはご家族が中心になって行うのをナースがサポートするかたちでもかまいません。ご家族の意向に応じて進めます。

また、突然の喪失でご家族が混乱なさっている場合でも、ご家族のどなたかに同室を勧めます。

いずれにしても、「ご家族の同室は必須」と考えることをお勧めします。また、ご家族が同室しない場合には、必ずこれから行うことについて承諾を得てから始めます。承諾を得なかった場合、退院の段階になって「こちらから頼んでいない。だから料金は払わない」というケースも出てきます。

もちろん同室に否定的な場合は無理強いはせず、一任の形でケアを行うことの了承を得ます。

書籍紹介

声かけや説明の具体例は、『説明できるエンゼルケア』にも掲載されています。

『説明できるエンゼルケア』
小林光恵著
(医学書院)

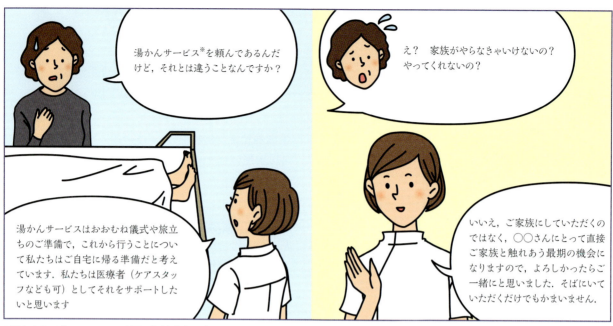

※湯かんサービスについては，付属の「ご家族向けパンフレット」p28 参照

点滴など医療器材の取り外し

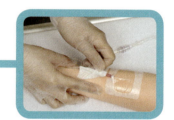

※ここでいう医療器材とは，鎖骨下・末梢点滴，心電図，血圧，パルスオキシメータ，尿チューブなどをさしています．

1 ご家族への説明

医療機器の取り外しを始めるにあたっては，以下のようなご家族への説明を行います．
①「まず，医療用の管や針などをお外しします．今後，お身体には自然現象としてさまざまな変化がありますので，それらを配慮して対応いたします．よろしければ，お近くでご覧になってください」
②「今後のお身体の変化については，あとでお渡しする文書に説明がありますのでのちほどお読みください」
③「それでは始めます．よろしいですか」（「よろしいですか」と言葉にせず，アイコンタクトのみでもよい）

随時，行為のたびに「では，点滴の管を抜きます」というように確認しても構いません．ただし，行為の一つひとつで声をかけるのはうるさく感じる場合もありますので，始める前に①のみの説明を行うだけでもよいでしょう．

2 中心静脈カテーテル／末梢点滴の抜去

皮下出血と体外出血の予防

臨終後，血液は大量に凝固因子を消費してしまうため，止血しづらい状態となります．カテーテルや針を

死後の身体変化

① 知っておきたい3つのこと

臨終後，恒常性を失った身体では，図1のようなさまざまな変化が進みます．

①不可逆変化

さまざまな変化は不可逆的であり，変化する一方で変化前の状態に戻ることはありません．それによって，死後変化の始まりの段階であるエンゼルケア時に行うべきことがみえてきます．変化が始まる前にするべきこと，できることは何かを考える必要があります．

②変化は予測しきれない

死後の身体変化について，おおよその変化の出方は予測できても，厳密な予測はできません．また，ご遺体の状態は外部環境や管理方法に大きく左右されます．そのため，その後の変化が予測を超えることは少なくないのです．

「不測の事態が起こりうるのがご遺体である」と考え，たとえばご遺体の変化に驚いたご家族から問い合わせがあったときなども，落ち着いて「さまざまな変化は異常事態ではなく，心配はない」と説明してご安心いただき，その後，対応法を説明します．

③傷みやすい

「傷みやすい」という言葉は，ご遺体の変化のさまを表しています．時間の経過とともにすこしずつ いたんでいくのがご遺体の自然な変化ですが，現在では，変化が外から見えないように衣類や花でカバーされているため，そうした変化を感じにくくなっています．

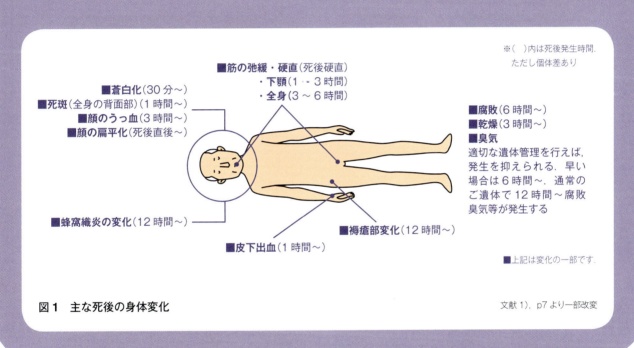

図1　主な死後の身体変化

文献1），p7より一部改変

抜去した部位は，生体のときのようには止血されないため，生体のときと同様の対応では時間経過とともに皮下出血が進むことがあります．皮下出血部は，のちに皮膚変色が起こり，目立つ場合があります．

そのためカテーテルや針の抜去後，血管の穴を押さえ，血液が皮下にもれ出てたまるスペースをつくらないように面圧迫をします．ご遺体の皮膚はたいへん脆弱なため，粘着力のあるテープ類などの貼付は慎重にしなければならないのですが，血管からの抜去部位は，皮下出血を抑えることを優先し粘着力のある幅広テープを使用します．

また，終末期に点滴で体内に水分が多く入った場合などは，とくに注意が必要です．ご遺体の状況によってはカテーテル抜去部の血液と水分が流失し，衣類を汚染したりする場合もあるため，そのような心配がある場合はフィルム剤などで密閉します．

出血のきっかけとなるカテーテル抜去を行わず，ガーゼをあててテープ固定する施設もあります．

3 中心静脈カテーテル部の対応

手順

①貼付されているフィルム剤は皮膚に負担がないようていねいにはがし，ガーゼをあてて押さえながら中心静脈カテーテル（CVカテーテル）を静かに抜去します（**写真10-①**）．

②ガーゼ数枚を抜去部にあて，幅広テープ（アルケアシルキーテックスなど）で圧迫固定します．衣類を着用することを配慮し，テープは目立たない色を選択します．目立たない方向にテープをしっかりと貼ります（**写真10-②**）．

③**写真10-②**の上にもれ防止のためのフィルム剤（アルケアマルチフィックス®・ロールなど）を貼ります（**写真10-③**）．

④肌色のメディカルテープを貼ります（**写真10-④**）．

なお，**写真10-①→②**のみ，**写真10-①→③**のみの対応でもよいでしょう．

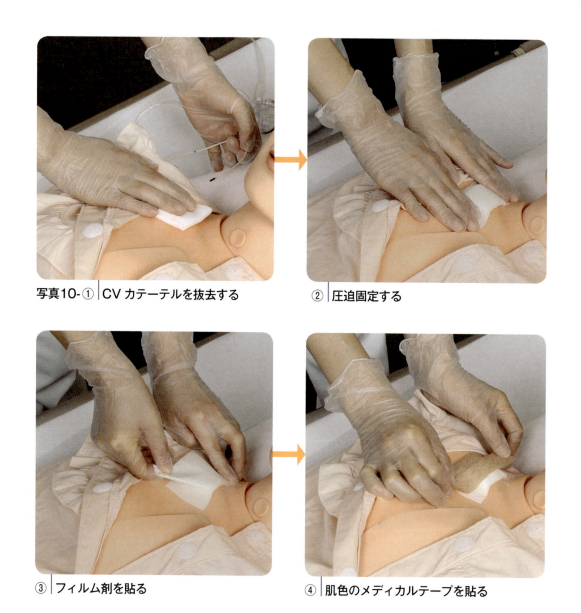

写真10-① CVカテーテルを抜去する

② 圧迫固定する

③ フィルム剤を貼る

④ 肌色のメディカルテープを貼る

死後の身体変化

② 血液の変化（止血しにくい）

■死後は止血がしにくくなる

死後，血液の状態が急激に変化し，止血にくくなります．CVカテーテルや針の抜去部は，圧迫固定します．

救命処置で頸静脈穿刺を行った場合など，死後数時間後に広範囲な皮下出血がみられることがあります．

死後直後の医療行為（カテーテル挿入，穿刺など）
↓
皮下出血，切開部や穿刺部からの出血

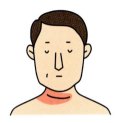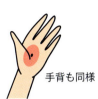

手背も同様

図2 死後，皮下出血が起きる要因

文献1），p39より一部改変

4 前腕に刺入されているサーフロー部の対応

手順

①貼付されているテープかフィルム剤を皮膚に負担のないようにはがします．はがしたあとに周辺皮膚が血液などで汚れている場合は，アルコール綿で清拭します（**写真11-①**）．

②針を抜きガーゼをあてて面圧迫固定し，テープかフィルム剤を貼付します（**写真11-②③**）．

身体のどの部分でも，テープののりが付着してべたべたしているときなどに，のりを除去するためにベンジンを使用することはお勧めできません．生体のときには使用する場合もあるかもしれませんが，ご遺体は大変デリケートであり，表皮をいためてしまいます．

テープののりを落とす場合は，クレンジングクリームや泡フォームなどを使用します（**写真11-④**）．どうしてもベンジンを使用する必要がある場合には，綿棒などに染み込ませたベンジンを残っているのりの部分にのみに塗布し，のりを浮かせた状態にしてできるだけ皮膚に触れないように除去します．

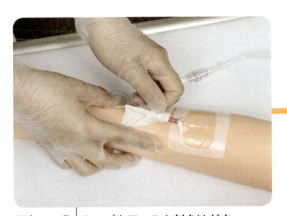

写真11-① テープやフィルム剤をはがす

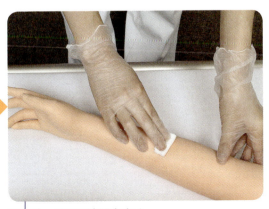

② ガーゼで圧迫固定する

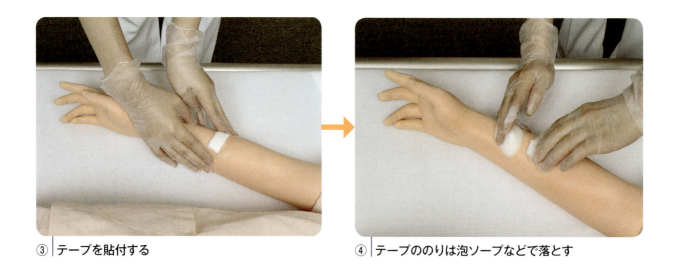

③ テープを貼付する

④ テープののりは泡ソープなどで落とす

5 皮下埋め込み型ポート（CVポート）の対応

手順

①注入針を押さえながら，皮膚の負担の少ないようにフィルム剤をはがします（**写真12-**①）．

②ポート本体のシリコンゴムの部分にヒューバー針が刺し込まれています．その針を抜き，その部分をアルコール綿で静かに拭きます（**写真12-**②③）．シリコンゴムは火葬上，問題はありません．

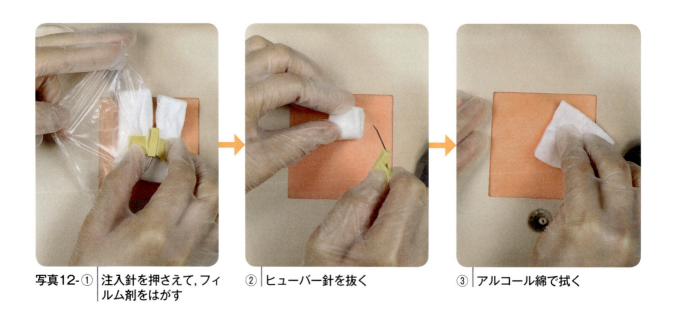

写真12-① 注入針を押さえて，フィルム剤をはがす

② ヒューバー針を抜く

③ アルコール綿で拭く

6 心電図などを外す

手順

① 皮膚の脆弱化へ配慮し，皮膚に負担のないように電極シールをはがします（**写真13**）．
② 血圧計のマンシェットやパルスオキシメータなども，皮膚に負担がないようにそっと外します．

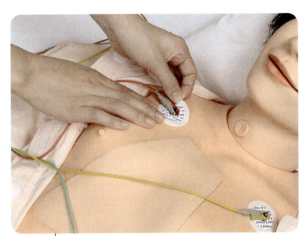

写真13 | 電極シールをはがす

死後の身体変化 ③ 体表面（皮膚）の乾燥と脆弱化

■皮膚が乾燥する要因

ご遺体は循環停止により体内から皮膚への保湿が一切なくなり，乾燥する一方となります．
とくに露出している頭部，なかでも口唇，閉眼していない場合の眼球表面は強い乾燥傾向を示します．顔面の凸部（ほお，鼻先，耳朶）も乾燥しやすい箇所です（図3）．油分で油膜をつくり，エアコンの風をあてないなど配慮し乾燥を抑える対応をします．また，乾燥と同時に皮膚の脆弱化も進み，圧迫や摩擦などの影響を受けます（p40参照）．

心拍停止→水分の循環供給が停止→乾燥

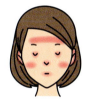
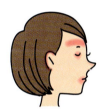

（○乾燥が生じやすい部位）
凸部部分に乾燥傾向が強い

図3　皮膚が乾燥する部位

文献1），p26より転載

7 ご遺体の体表面において配慮が必要な点

乾燥対策：外気の遮断（油分の塗布／フィルム剤貼付など）

留意点

- 油分の塗布（油膜をつくり，外気に触れ水分が失われるのを防ぐ），顔のスキンケアやメイク（口紅や乳液，クリームファンデーションの使用）の大きな目的の1つが乾燥防止です．
- 皮膚表面が失われている箇所（あるいは粘膜部分）は，より急激に乾燥するためフィルム剤貼付などで外気を遮断します．
- ご遺体を冷蔵庫（乾燥を助長する）に安置する場合は，湿度調節に注意します．
- エアコンや扇風機の風を，露出している頭部に直接あてないようにします．
- エアコン温度を下げると湿度も下がることが多いため，自宅ではエアコン使用の際は加湿器併用も検討します．
- 解剖後には胸腹腔に乾燥物（紙類など）が入る場合が多く，より乾燥傾向となることが予想されます．乾燥対策や家族への説明（たとえば「すこし肌の乾燥が進みやすいかもしれません」など）を強化します．
- 乳児は水分量が多いことなどから，成人と比べて強

い乾燥傾向となります．油分を塗布する，ラップで包むなどの対応や家族へ説明も十分に行います（乳児の乾燥については付属の「ご家族向けパンフレット」p10参照）．

皮膚の脆弱化への対応：負担をかけない（摩擦や圧迫を避ける）

留意点

- 皮膚に負担がないようにテープ類はていねいにそっとはがします．清拭やシャワー浴の際に強い摩擦を避ける，包帯などの圧迫を避けるなども配慮します．
- 手首や顔まわりなど身体をしばらないようにします（p41参照）．
- 顔そり，髭そりの際に，皮膚を傷つけないよう注意します．
- テープやフィルム剤の貼付は，はがす際に皮膚の損傷の心配があるため，その後，はがす可能性などを含めて最少限にします．

①乾燥と脆弱化による悪影響－革皮様化現象

髭そり時に皮膚表面が失われ，露出した部分が外気に触れ激しく乾燥，収縮・硬化し，色は褐色化することを「革皮様化」といいます．髭そりや顔そりの際に，表皮が削ぎ取られてしまうと数時間で革皮様化し，顔の穏やかさが失われ，家族につらい印象をもたらします．

革皮様化を起こさないためには，下記のような肌を傷つけないようにする対応が必要です．

- クリーム，シェービングクリームを使用する（空そりをしない）
- 低刺激カミソリを使用する
- 電気カミソリを撰択する
- 乾燥を防ぐため，実施後，必ず油分をつけるまたそりあとだけではなく，表皮が失われていると身体のどの部分でも革皮様化しやすいのでフィルム剤やテープ類でその部位を覆うことを基本とします．

写真14は，髭そり時にカミソリによって皮膚表面が失われ，革皮様化が生じた例です．退院の際にはトラブルは確認できず白くきれいな皮膚だったのですが，退院後，このように変化しました．

②しばることによる悪影響

これまでやむをえず，ときに手首，顔まわりをしばることが行われていましたが，圧迫した箇所は皮膚がいたみ，場合によっては局所的浮腫やうっ血をもたらします（**図4，写真15**）．

顔まわりをしばること

顔まわりをしばると，しばった箇所は輪状に圧迫のあとがついてしまいます．見た目にも手首のあとよりも痛ましい印象になります．ご家族からは「顔をしばったら苦しそう」「首を吊ったのかと思われてしまう」

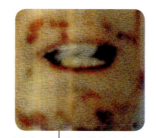

写真14　革皮様化現象

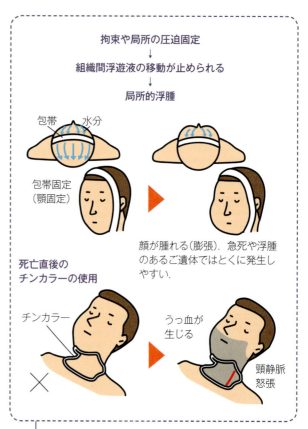

図4　局所的浮腫が起きる要因　　　文献1），p91より一部改変

などという声も聞かれます．

ご家族は，必ずしも口を無理に閉じてほしいわけではありません．しばる以外の方法として，①枕を高くしてあごにタオルを入れる，②チンカラーを使用（使い方に注意）する，③入れ歯安定剤などを使用する，などの方法があります（p98参照）．

手首をしばること

手首や顔まわりをしばると，包帯などで圧迫された部分はのちに包帯を外しても直せない圧迫痕が残り，皮膚が痛み赤褐色になることがあります（**写真15**）．

ご家族はしばったことによる外見の変化を残念に思うばかりか，「生きているときに何も悪いことをしていないのに，なぜしばられなければならないのだろう」などとしばること自体につらい印象をもつことが少なくありません．

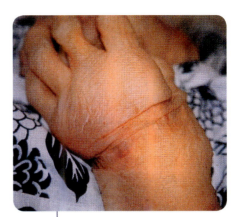

写真15 ｜ 手首をしばることの悪影響

医療処置的な対応

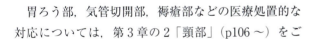

胃ろう部，気管切開部，褥瘡部などの医療処置的な対応については，第3章の2「頸部」（p106〜）をご参照下さい．

口腔ケア

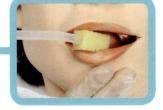

1 目的は臭気発生の予防

口腔内の汚れが臭気につながりますから，可能なかぎり早いタイミングで口腔ケアを行います．療養時，ご本人に行っていた口腔ケアに準じた方法で行います．かさぶたなどを無理にはがすと出血（なかなか止血されない）を起こす可能性があるため，それを配慮しながら可能な範囲で汚れをとります．

死後硬直が顎部から始まるため，口の開閉がスムーズな硬直開始前にできるだけ実施します．ご家族の到着まで間がある場合など，状況によっては口腔ケアのみ先に実施させていただく判断もよいでしょう．

ご家族は臭気に心を痛めます．病院からマンション

へ帰宅してほんの数時間経った時点で，口から臭気が発生し，それが気になるために駆けつけたお見舞いの方々に入室していただけなかったという例もあります．

ご家族へ説明の例として，「お口の中の汚れがもとで臭気が発生してしまうことがありますので，口腔ケアをさせていただきます．ご本人にもお口の中をさっぱりしていただきたいと思いますので，よろしいですか？」などと声をかけるのがよいでしょう．

2 口腔ケアの実施方法

スポンジブラシ，歯ブラシ，ガーゼのいずれかを選択して，あるいは合わせて用いて実施します（**写真16-**①②③）．

スポンジブラシや歯ブラシのあと，ガーゼを指に巻いて拭います（**写真17**）．状況によっては，ガーゼや油分で湿らせて汚れを拭うだけでもよいでしょう．

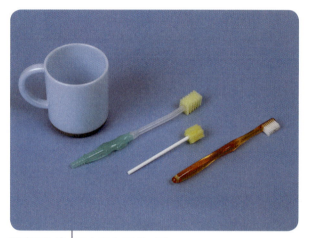

写真16-① マウスケアグッズ

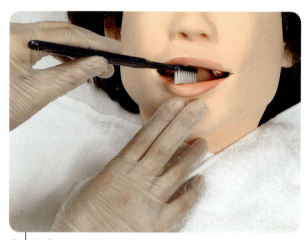

② 歯ブラシの使用

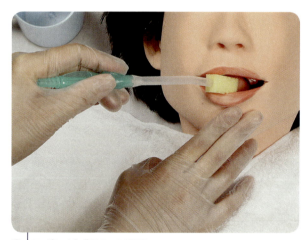

③ スポンジブラシの使用

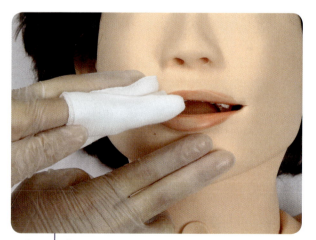

写真17 ガーゼの使用

死後の身体変化 ④ 死後硬直

臨終により筋は弛緩し，だらりとした状態になりますが，死後3時間ごろからATP（アデノシン三リン酸）などが関連して硬直が始まり進行します．その後，酵素の働きや腐敗の進行などで筋内のタンパク質が分解され，硬直が緩み，弛緩状態となります．

■「弛緩→硬直→弛緩」の流れ

硬直は，顎硬直（1～3時間）→全身硬直（3～6時間：上肢硬直→下肢硬直）→弛緩状態（おおむね死後2～3日程度で硬直は弱くなり4日以降に消失する）という順で進みます．

よって口腔ケアは1時間以内，更衣は5時間以内に実施すると口の開閉や身体の動きがスムーズです．

また，臨終前の患者の「ATP量と硬直の速度や度合いが相関」することと，環境などの状況も関係し，硬直が早く強く出現する条件は表2のようになります．表2の下線の要素の多いほど，硬直の速度や強さが増します．

*

葬儀関係者は硬直が進んでいる状態でも，関節をコツを使って静かに動かすなどして，更衣などを実施することができます．

表2　硬直の速度や強さの要因

（臨終直前，臨終時の状況）

【性別】	男性	＞	女性
【年齢】	青年期・壮年期	＞	小児・高齢者
【筋量】	筋の多い体型	＞	痩せ
【体温】	高体温	＞	低体温（平熱）
【周囲温度】	高い	＞	低い※
【季節】	夏	＞	冬
【経過】	急死	＞	長期療養
【全身痙攣】	あり	＞	なし
【下顎呼吸】	あり	＞	なし

※ご遺体を冷却すると，その分筋硬直の出現を遅らせて長引かせることになります

文献1），p22より一部改変

眼内ケア

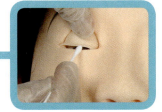

1 目的は臭気発生の予防

口腔内と同様に，まぶたの内側に溜まっている分泌物などが臭気につながる場合がありますので，可能な範囲でそれを除去します．

ご家族へは，「目やにやまぶたの下の分泌物が臭いのもとになることがありますので，できるだけ拭いたいと思います」などと説明するとよいでしょう．

2 眼内ケアの実施方法

眼内ケアは，①～③のいずれかの方法で行います．

①綿棒を使用する

綿棒で目やにを拭います（**写真18**）．分泌物があまりない場合，あるいはまぶたが開きづらい場合，まぶたのふちと内側を目やにを拭う要領で拭います．

②綿球や小ガーゼを使用する

まぶたを開けて，綿球あるいは小ガーゼで分泌物を拭います（**写真19**）．無理のない範囲でまぶたを開け，拭います．

③注射器を使用する

まぶたを開けて，水を吸引した注射器で眼洗浄の要領で洗浄します（**写真20**）．分泌物の粘度が高いなど綿球やガーゼでは拭いにくい場合など，眼洗浄の要領で水を使って流す方法もがよいでしょう．注射器以外のものを使用しても問題ありません．

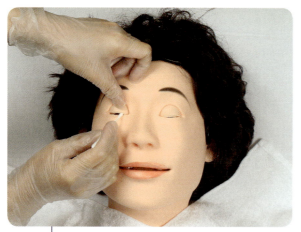

写真18 | 綿棒を使用する

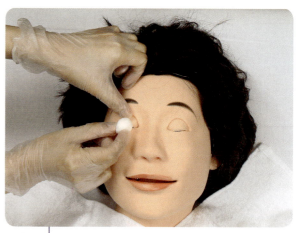

写真19 | 綿球や小ガーゼを使用する

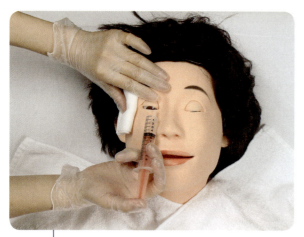

写真20 | 注射器を使用する

脱衣

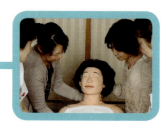

1 脱衣の際のポイント

- 療養中はご本人への負担など配慮し，脱衣と同時にすばやく清拭を行い，同時に着衣も行う場合が多いと思われますが，次の清拭や着衣を看取りの場面としてていねいにゆっくりできるように，通常の脱衣とは別の流れとします．

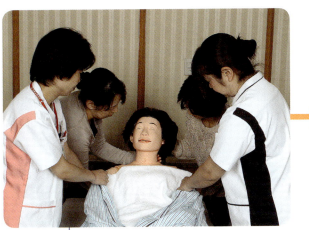

写真21-① 仰臥位での脱衣の様子

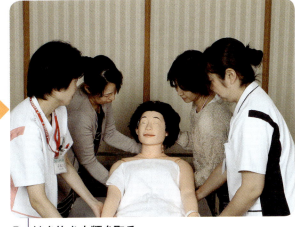

② 袖を抜き衣類を取る

● 側臥位への体位変換の際に，体液や便のもれが生じる（臨終後の身体は重力の影響を受けるため，仰臥位→側臥位は漏液のきっかけとなりやすい）ことがありますので，側臥位への変換は背部清拭時の1回にとどめ，可能であれば，仰臥位のままご家族の手を借りて，上体をすこし浮かせるなどして，病衣などを脱衣します．

2 脱衣の実施方法

ナースと家族が上体をすこしもちあげて頭部も支え，仰臥位のままの脱衣をお勧めします（**写真21-①**）．袖を抜きするりと衣類を取るようにします（**写真21-②**）．

仰臥位から側臥位へと体位変換すると，内臓や体液が重力の影響を受けて下方に移動し，そのことで体液もれや出血，便もれなどにつながりやすくなります．ですから，側臥位は背部の清拭や仙骨部の褥瘡などの背部の創処置などの必要最低限のときのみにし，そのほかの場面ではできるだけ仰臥位での対応がよいと考えます．

ご家族がご本人の頭部や上体を抱えることが，実感のともなう看取りの場面につながる機会にもなるでしょう．

また，ご家族不在でナース2人のみの場合，あるいはナース1人ご家族1人など対応する人数が少なく側臥位のほうがスムーズと判断した場合は，やりやすい方法で実施してください．側臥位になる際には，体液もれや便もれによる汚染を予測し，紙おむつなど用意してから実施するのがよいでしょう．

全身清拭

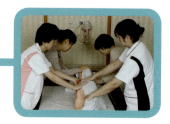

1 全身清拭のポイント

- ご家族がどうご覧になるかを意識し，希望される範囲でご家族にもご参加いただく配慮をします．看取りの場面，看取りの行為であることを意識します．ご家族が清拭しやすい箇所は，肩や背部，四肢などです．
- 皮膚の乾燥や脆弱化に配慮します(p39参照)．
- 陰部や乳房などの清拭前には，ご家族全員がご覧にならない，配偶者など近しい人のみご覧になる，などの繊細な配慮を行います．
- 次の過程で手浴・足浴を行う場合には，実施予定の手足は簡単に行う，あるいはその部分の清拭は行わないという判断でもよいでしょう．
- 側臥位にするのは，体液もれのリスクを考えて，できればこのプロセスでの1回のみにします．

また本書のプロセスでは，褥瘡部の処置を口腔ケア前の「処置的な対応」のタイミングに入れていますが，背部清拭のために側臥位になっていただいた際に一度に実施するのもよいでしょう．

2 全身清拭の手順

① 清拭用のお湯などを準備します(**写真22-①**)．お湯に入浴剤や保湿剤を入れてもよいでしょう．また，清拭用むしタオルで行ってもかまいません．清拭の手順は，生前ご本人に行っていた全身清拭の流れで実施します．皮膚に負担となる摩擦や圧迫は避けます．

② 陰部清拭(または洗浄)をします(**写真22-②**)．その際は，見守る方(配偶者)以外の家族には見えないように，タオルケットなど掛物の下で清拭(または洗浄)を行います．たとえば，「では，お胸のところ(女性の場合)と，お下をお拭きします」などとお伝えし，ご家族がほかの部分を清拭している間に，ナースがさっと行うなどの配慮をします．

③ 側臥位にします(**写真22-③**)．ご家族にもそばで手を添えてもらいます．「お身体，左横を向きますね」

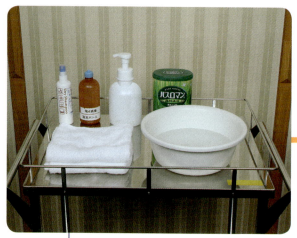

写真22-① お湯などの準備をする

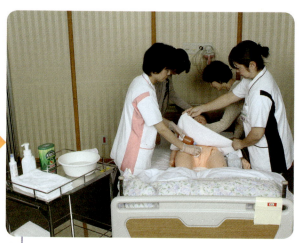

② 陰部清拭(または洗浄)をする

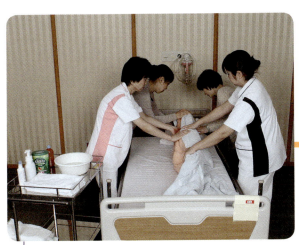

③ 側臥位にする

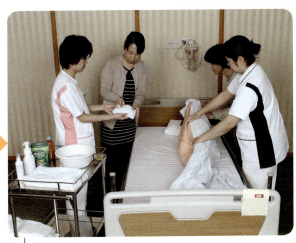

④ 可能な範囲で家族に背部清拭を促す

などと声をかけるとよいでしょう．口，鼻，耳からの体液もれ，便もれの可能性を考え，適宜，それを吸収したり，拭ったりできるもの（紙おむつ，タオルなど）を下に敷くなどして備えます．

④「支えておりますので，よろしかったらお背中を拭いて差し上げませんか？」などと声をかけて，ご家族に背部清拭を促します（**写真22-**④）．

手浴・足浴・つめ切り

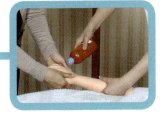

1 手浴・足浴・つめ切りのポイント

- できるだけご家族が実施し，看護師がそのサポートするかたちを目指します（**写真23，24**）．この場面が，貴重な看取りの行為になりうることを多くのケースが実証しています．もちろん看護師が行うのをご覧いただくかたちでもよいでしょう．
- お湯に入浴剤（バスロマン，バスクリンなど）を入れると，その香りがお風呂を連想させ，ご家族に好評です（**写真25**）．お湯を貯めた洗面器に手や足をつけて洗う方法でも，**写真23，24**のようにボトルでお湯をかけるかたちでも構いません．お湯をかけて行う場合，ボトル内のお湯に入浴剤を入れてもよいでしょう．
- 生体の場合は，手足をお湯につければ循環によって全身に熱が伝わりますが，p57 **図5**のように，早い段階で体温が低下する手足をお湯につけても循環はないため，腐敗が発生し進行する体幹部分には熱が伝わらず，腐敗を助長しないと考えます．
- ご家族へ「お湯につけて手や足を洗ってさしあげませんか？　よろしければ洗うところだけでもなさいませんか？」あるいは「手や足を洗ってさしあげたいと思います」と声をかけます．準備ができて洗う段階になったところで，「よろしかったら，洗ってさしあげませんか？」などと声をかけて実施します．

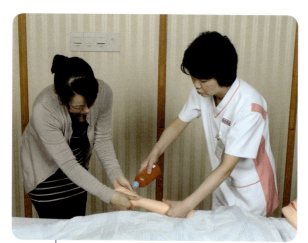

写真23 ご家族が行う手浴

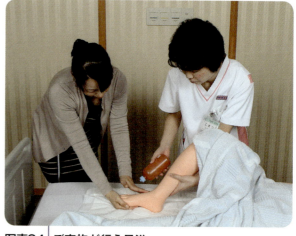

写真24 ご家族が行う足浴

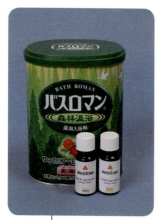

写真25 入浴剤やアロマオイルの活用

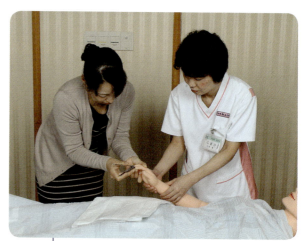

写真26 ご家族が行うつめ切り

- つめ切りも，ご家族の実施がお勧めです（**写真26**）．たとえば，本人のそばに近寄ることができなかったご家族にとっても，つめ切りはそばにきてご本人に触れる機会となります．その際は，生前のときと同じように，本人がつめ切りをする方向（**写真26**ではナースが立っている位置）でできるようにつめを切る人が位置します．切る程度がわかるようにし，指を傷つけたりしないように行います．

*

ある男性は，高齢の父が亡くなったとき部屋の隅で棒立ちになっていました．ナースが声をかけると，慣れない手つきでゆっくりと足をさすり，話しかけながらお父さまの足のつめ切りを行いました．

簡易シャンプー・整髪

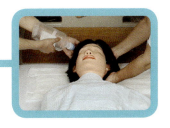

1 簡易シャンプー・整髪のポイント

- 水分吸収用の紙おむつは，使用してよいかどうかを必ずご家族に確認します．希望されない場合は，バスタオルなどをかわりに使います．
- シャンプーで髪を洗うところだけでも，ご家族にご参加いただくことをお勧めします．手浴・足浴と同様に，実施した実感や事実が貴重な看取りの記憶となります．

2 簡易シャンプー・整髪の手順

①必要物品（紙おむつ2枚，シャンプー，お湯を入れたボトル，タオル，ドライヤー，ヘアブラシを準備します（**写真27**）．

　看護師は，紙おむつを水分の吸収がよく，清潔なものとして扱いますが，ご家族によっては，紙おむつはお下の排泄のために使用するものというイメージがあり，シャンプーに使用することに抵抗がある場合がありますので，配慮が必要です．

②シャンプーをつけて洗います．看護師が頭を支えて持ち，ご家族が洗います．
次の手順で進めます．

- 頭皮に負担のないよう静かにブラシをかける．毛先からていねいに（**写真28-**①）
- お湯で髪を濡らす（**写真28-**②）
- シャンプーをつけ，泡立てて髪と頭皮を洗う．頭皮を傷つけないよう注意する（**写真28-**③）
- タオルで泡と汚れをよく拭きとる．紙おむつを取りかえる（**写真28-**④）
- お湯で流す．前段で汚れと泡がよく拭きとれていれば，さっと流す程度でよい（**写真28-**⑤）
- 十分にタオルドライをしたのち，ドライヤーで髪を乾かす．乾燥を助長しないために，顔や頭皮に

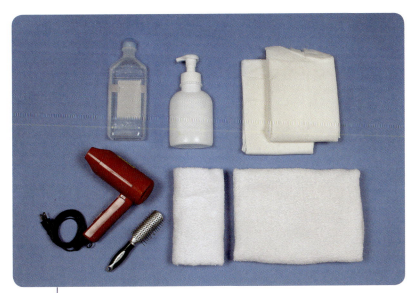

写真27 必要物品の準備

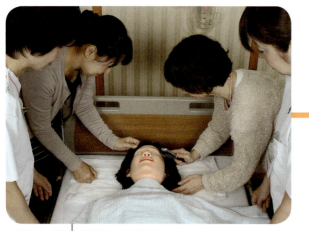

写真28-① ブラシをかける

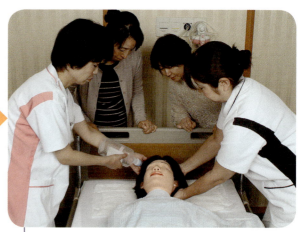

② お湯で髪を濡らす

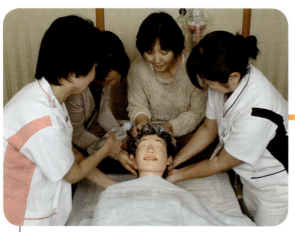

③ シャンプーをつけて洗う

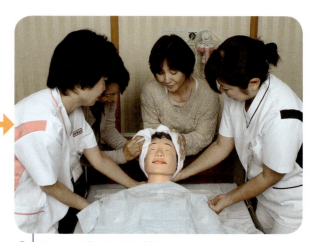

④ タオルで泡と汚れを拭きとる

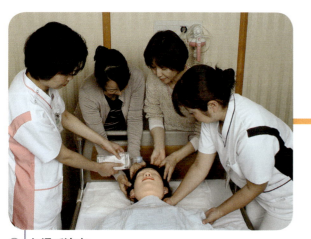

⑤ お湯で流す

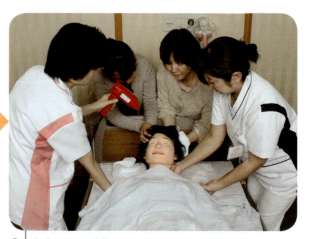

⑥ タオルドライをして、ドライヤーで乾かす

は風があまりあたらないよう配慮する（**写真 28-⑥**）

③髪を整えます（**写真 29**）．髪の分け方や前髪の感じ，男性であれば，ヘアトニックの使用などをご家族にうかがいながら行います．白髪を目立たせたくない場合には，マスカラをつけるのも一案です．

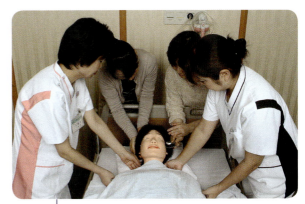

写真29　髪を整える

着衣・冷却

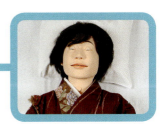

1 着衣のポイント

- 脱衣と同様に，着衣の際も体液もれのリスクを考え，できるだけ仰臥位のままみんなで上体をすこし持ち上げるなどして実施します．
- 身体を支えたりするほか，ボタンをかける，靴下や足袋を履かせる，ネクタイを締めるなど，ご家族が参加しやすいよう配慮します．下着をつけるまで（和服であれば襦袢まで）は，ごく近いご家族のみがそばで行い，下着をつけたあとは，孫などすべての家族が着衣にかかわれるような流れがよいでしょう．
- 着付けに時間がかかりそうな場合は，ほかのエンゼルメイクの時間・場面を確保するために，可能な範囲で実施します（p53 参照）．
- 洋装も和装も，腹部は締めずにゆったりとさせます．時間経過とともに腐敗が進み，それとともに腹腔内圧が高まるため，帯やベルトなどで腹部を締めると，締めていない場合に比べて腐敗による漏液のリスクが高まるためです．
- できるだけ全身の死後硬直が始まる前に実施します．目安は，臨終後4時間以内とします（死後硬直の流れはp43 参照）．ただし，葬儀社では硬直が生じていても更衣が可能であること，つまりあとから別の衣類に着替えるのも可能であることを口頭で伝えるか，お渡しする文書に盛り込みます．

2 冷却のポイント

冷却は，腐敗の進行を抑えるためのエンゼルケア時に必須の対応です．

なぜ冷却する必要があるのか

腐敗とは，有機物，とくにタンパク質が大腸菌や腸球菌などの細菌に分解され，水・気体・臭気を発している状態です．その腐敗をもたらす細菌群は，30〜40℃で急速に増殖する中温細菌ですから，細菌の活動を低下させ腐敗を抑えるために冷却します（死後の身体変化・腐敗はp35 参照）

なぜ，つなぎとしての冷却が必要なのか

なぜ，葬儀社による冷却までのつなぎとしての冷却が必要なのでしょうか．それは葬儀社が冷却を実施するまでの数時間に，腐敗が進んでしまう可能性があるからです．とくに腐敗が急激にはげしく進行すると予想される方の場合は，冷却に注力します．進んでしまった腐敗は，ほかのすべての死後変化と同様に不可逆的変化ですから，あとからの対応でもとに戻ることはありません．

水分が多い，栄養分が多い，高熱が続いたなど，腐敗をもたらす細菌群にとって好環境の状態にある方は，腐敗が急激に進行する可能性があります．急激に腐敗が進んでしまい，臨終後4時間の段階で早くも腹部膨満，顔面膨満，漏液，皮膚変色，臭気が生じてしまうケースもあります．

保冷剤や氷を使用する理由

保冷剤や氷は，ケアの現場で使用しやすいためです．ドライアイスは保管やコストの点で，看護の現場で手軽とはいえません．保冷剤や氷はドライアイスや冷蔵庫の使用に比べれば効果は低くなりますが，何も冷却を行わないよりは効果が期待できます．

保冷剤はケーキなどに使われるもので，氷はできれば身体にあてやすい平らな氷を冷凍庫につくっておきます（**写真30**）．それがなければ，クーリングと同様の氷をビニールに入れて使います．アイスノンもよいでしょう．

冷却を開始するタイミング

臨終後4時間以内（死後の身体変化・腐敗はp35参照）の着衣時に行います．臨終直後からの実施が効果は高いのですが，いきなり冷却を実施することへのご家族の抵抗感や，保清行為など作業状況をあわせて考えると，肌に直接あてる・下着の上からあてるなどの場合には着衣しながら，衣類の上からあてる場合には更衣終了後のタイミングがよいでしょう．

家族への説明の仕方

すべてのエンゼルケアは，最終的にはご家族の判断で行うことが望ましいのですが，冷却については，ご家族が消極的な場合でも，できるだけその必要性をくわしく説明して勧めましょう．「冷やせば顔や身体が腫れたり，水泡ができたり，体液が出てきたり，強いにおいが出てきたりするのを抑えることができます」などと説明します．

説明の際の表現として，「腐敗」はご家族にとってつらい表現となるため，「変化」と表現したほうがよいでしょう．しかし，冷却の必要性がなかなか伝わらない場合は，やむをえず「腐敗」という言葉を使ってもよいでしょう．

十分に説明し，その意味を理解したうえで，ご家族が冷却は実施しないという判断をされたのであれば，冷却は行いません．

保冷剤や氷を直接あてて冷却したほうがよいのか

冷却効果は，「皮膚に直接＞下着の上に＞薄手の衣服の上に＞厚手の衣服の上に」の順です．腐敗進行が速いと思われる場合や「夏場のうえに着用する衣類が厚手」といった場合などには，腹部・胸部には保冷剤を皮膚に直接あてる，など適宜判断します．

和服など着るものによっては，皮膚に直接あてるのが困難な場合には上からのせるようにします．また衣服が濡れないよう，ビニール袋などで包みます．

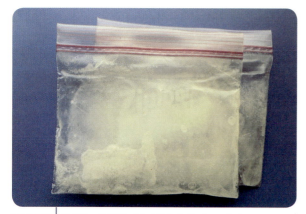

写真30 | 身体にあてやすい平らな氷をつくる

最近ではご遺体用冷蔵庫を設置している病院もあります．

3 着衣（和服），冷却の手順

ここでは和服着用の例を紹介します．
①下半身に下着を履いていただきます（**写真31-①**）．便もれの心配のある方には，紙おむつを肛門にできるだけ隙間なくぴたりとあてて，その上に下着をつけていただきます．その際，肛門や腔への綿詰めは不要です（綿詰めについては p126 参照）．①は洋服の場合も同様です．
②襦袢と着物を二重にします（**写真31-②**）．
③みなで上体をすこし持ち上げ，着物に袖を通します（**写真31-③**）．腹部や胸部の肌に直接保冷剤をあて，襦袢と着物を着せます．写真ではモデルが人形である関係で坐位に近い体位になっていますが，実際は上半身を浮かせる程度でよいでしょう．衣類が濡れないよう保冷剤はビニール袋に入れます（**写真31-④**）．腐敗の進行が速いと予測されるケースでは，可能な範囲で保冷剤を下着の下に使用します（写真では，保冷剤の位置がわかるようビニール袋には入れていません）．

襦袢の合わせは基本的には左前（左身ごろを先に肌にあてる）にしません（**写真31-⑤**）．襦袢の胴ひもはゆるく結び，縦結びにはしません．ご家族の希望があれば，左前も縦結びも行います（ならわしについては p129 参照）．

ご家族へは「ふだんどおりのお支度をさせていただきます」などと説明します．その際，ご家族から「左前にはしなくてもいいのでしょうか」と聞かれた場合は，「あとからでもできますし，もしいま行うことをご希望でしたらいたします」などと伝えます．

④足袋を履かせます．着物に合わせて御端折をして，足元を整えます（**写真31-⑥**）．帯を腹上に折りたたんでのせ，その上に帯締めをのせます（**写真31-⑦**）．帯は締めてあるかのような感じに折ってのせ，その上に帯締めものせます．手は，組ませず自然にします．あとからでも組ませることができることを説明したうえで，ご家族のご希望があれば組ませます．ご家族に，「しっかりと着付けをされる場合には，葬儀社の方に相談なさってください」などと伝えるとよいでしょう．
⑤腹部上，胸部上にビニールに入れた保冷剤（アイスノンや氷）をのせ，その上から掛物をかけます（**写真31-⑧**）．写真でのせているのはアイスノンです．ちなみに帯を締める場合は，**写真32**のようにします．

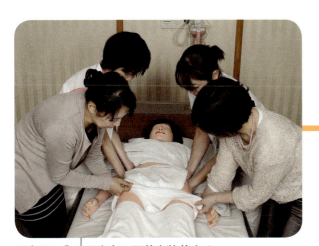

写真31-① 下半身に下着を装着する

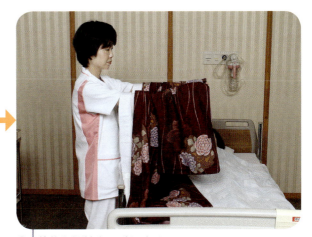

② 着物と襦袢を二重にする

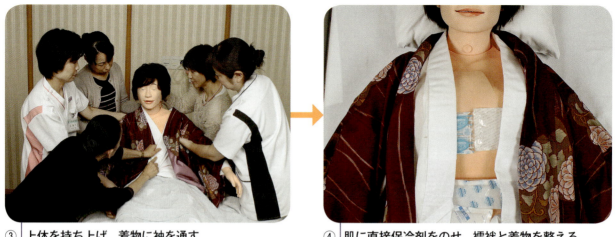

③ 上体を持ち上げ，着物に袖を通す

④ 肌に直接保冷剤をのせ，襦袢と着物を整える

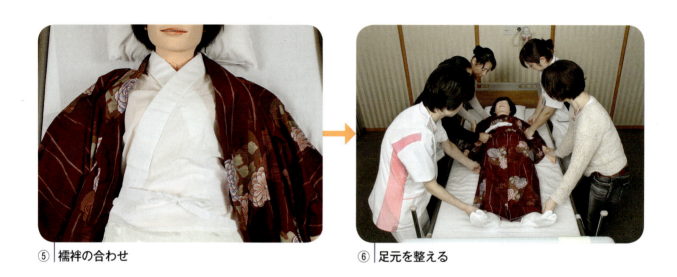

⑤ 襦袢の合わせ

⑥ 足元を整える

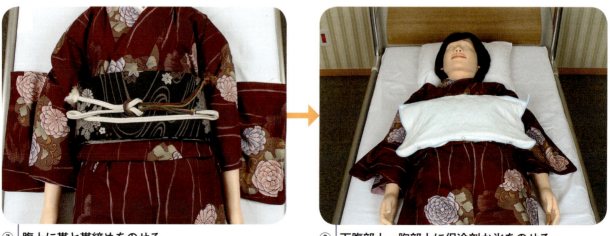

⑦ 腹上に帯と帯締めをのせる

⑧ 下腹部上，胸部上に保冷剤か氷をのせる

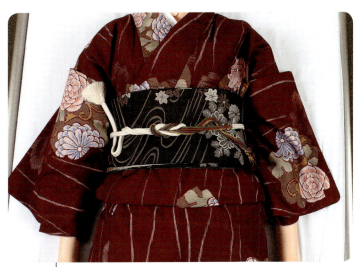

写真32 | 帯を締める場合

4 着衣(洋服)の例

ご家族が参加しやすい着衣のプロセスには,次のようなものがあります.

①ネクタイを着用する

ネクタイを結ぶ場合は,ご家族にネクタイを輪にしていただくか(**写真33-**①),あらかじめ輪にゆるくむすんでご家族に渡し,着けていただきます(**写真33-**②).

②ワイシャツを着用する

ボタンをかけることは,ご家族が参加しやすい場面です(**写真34**).

③足袋や靴下を履かせる

ご家族に,足袋や靴下を履かせていただきます(**写真35**).

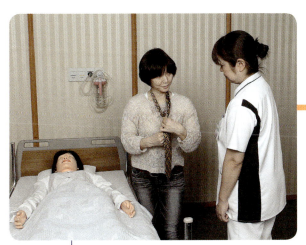

写真33-① | ネクタイをゆるくむすぶ

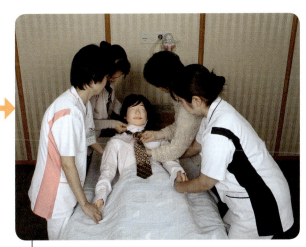

② | ネクタイを着ける

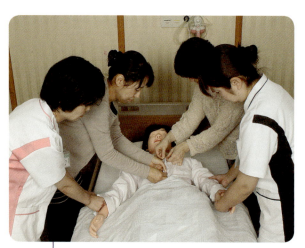

写真34 ｜ ワイシャツのボタンをかける

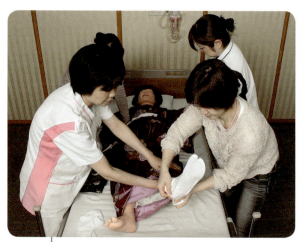

写真35 ｜ 足袋や靴下を履かせる

死後の身体変化 ⑤ 腐敗と冷却

腐敗のメカニズム

腐敗は，亡くなる前から体内に存在した細菌群（中温細菌）の異常繁殖によって発生・進行します．死後，およそ6時間ごろから始まるのが一般的です．腐敗は「胃腸→肺→全身」の順で全身へと広がります．

症状には，腐敗変色（褐色調），気腫による全身膨張，水泡形成，体液・腐敗液漏出，臭気増加，崩壊（分解され形が崩れる）などがみられます．腐敗進行によって，水分とガスが生じ，胸腔・腹腔膨潤によって漏液につながります．

進行の速度や度合いには個人差がありますが，腐敗が激しく進行すると予想されるハイリスクな状態として，敗血症などの感染症・高体温・重篤な肺炎・多臓器不全・栄養過多（肥満・糖尿病等）などがあげられます．

入浴はぬる湯でのシャワー浴，手浴，足浴などの冷却が重要になります（図5）．

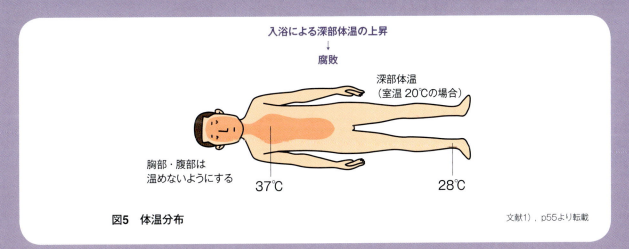

図5　体温分布

文献1），p55より転載

冷却の必要性と方法

冷却は腐敗による漏液，臭気，外見の変化などの抑えるために必要です．保冷剤か氷を用いて図6を参考に，最低限，胃・腸（腹腔），肺（胸腔）は冷却するようにします．通常，死後4時間以内，腐敗進行が急激と予測できる場合はできるだけ早く冷却します．身体にあてやすいように板状の氷をつくっておくのもよいでしょう．

肌に直接あてると冷却効果は高いのですが，腐敗の進行度合いの予測と衣類などの状態によって下着の上から冷却するなどの判断をします．

冷却方法のバリエーションとして，冷却物とアルミシートとあわせて使う，布団やベッドを換えて熱のたまりやすい背部を冷ます，などの方法もあります．

在宅での看取りで，保冷剤も氷もアイスノンもない場合は，ご家族の了承をえて，冷蔵庫にある冷えたものを用いるのもよいでしょう．

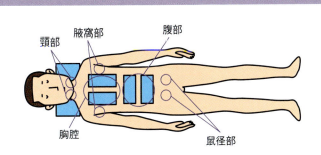

図6　ハイリスクなご遺体の冷却箇所

文献1），p53より一部改変

顔のエンゼルメイク

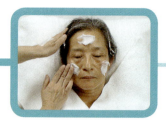

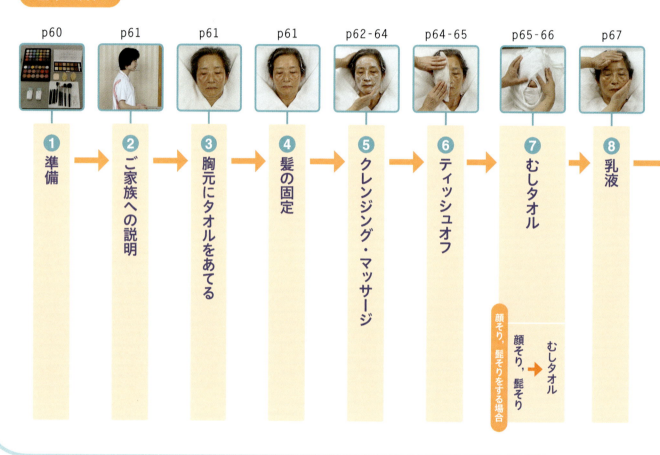

基本の流れ

p60 → p61 → p61 → p61 → p62-64 → p64-65 → p65-66 → p67

1. 準備
2. ご家族への説明
3. 胸元にタオルをあてる
4. 髪の固定
5. クレンジング・マッサージ
6. ティッシュオフ
7. むしタオル
8. 乳液

顔そり, 髭そりをする場合 → むしタオル → 顔そり, 髭そり

　全身の整えであるエンゼルメイクは,看取りの手段になります.そのなかでも顔のエンゼルメイクは,顔が人の記憶のなかで社会的に共有される部分であるため,ご家族の心理にもたらす影響が大きいことが,数々の事例などからわかってきました.

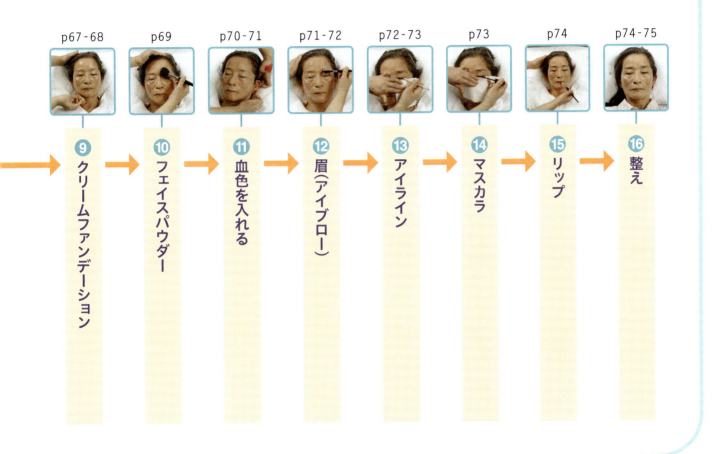

1 顔のエンゼルメイクのポイント

- ご家族がエンゼルメイクをどうご覧になり，あるいはどう行うのかを，看取りの場面として強く意識して取り組みます．
- 一つひとつの行為を何のために行うのかを把握し，整理しておきます．場合によっては臨機応変に手順を省略したり，基本とは違うことを行ったりと柔軟な判断をします．
- 顔のエンゼルメイクを実施する際のキーワードは「乾燥を抑える」「顔色の変化をカバーする」「血色を補う」「その人らしさを大切にする」です（表3）．

表3　顔のエンゼルメイクのキーワード

- 乾燥を抑える
- 顔色の変化をカバーする
- 血色を補う
- その人らしさを大切にする

2 基本の流れ

 1 準備

必要物品をカートにそろえます（**写真36**）．

写真にある物品は，左端から時計回りに，①ティッシュ（ボックス），②血色用パウダーチーク，③カラーパウダーとリップカラーのパレット，④クリームファンデーションパレット，⑤ファンデーション用スポンジと海綿，⑥乳液，⑦クレンジング・マッサージクリーム，⑧二重まぶた作成用のり（閉眼に使用），⑨ヘアピン，⑩ティッシュペーパーを折ったもの，⑪綿棒，⑫プラスチックのスプーン（クリームファンデーションを取り分けるためのもの），⑬ブラシ（極太、中太、細），⑭リップブラシ，⑮眉ブラシ，⑯マスカラ，⑰アイライナー，⑱アイブロウペンシル，⑲リキッドファンデーション，⑳マニキュア，このほかに，フェイスパウダーとむしタオルも準備します．

＊

ティッシュペーパーは写真のように，三角に二つ折りして並べておくと使いやすいです．また，ゴミを捨てるビニール袋をテープでカートに貼っておくと動作がスムーズです．

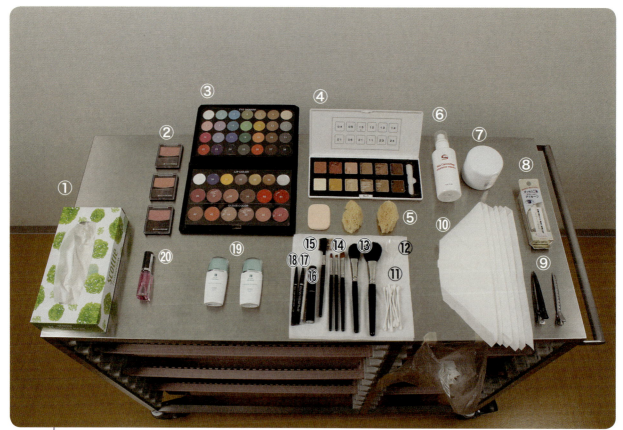

写真36 主な必要物品
このほかにフェイスパウダーやむしタオルを準備する

2 ご家族への説明

　エンゼルメイクを実施する前に，これから整えるお顔を大切に扱う構えの表明として改めて手を清潔にしながら，ご家族に説明をします（**写真37**）．ナース2名以上で行い，1人は実施者に物品を渡すやり方がスムーズに進行します．

説明の例

　「これからお顔のケアをして，徐々に失われる血色や顔色をカバーしたり，○○さんらしいお顔になるように整えさせていただきたいと思います．どうぞもっとお近くにいらして，ここはこんな感じだなどと，お気づきのことをお教え願います．クレンジング・マッサージ，むしタオル，ファンデーション，血色を入れるといった流れで進めていきます．よろしいでしょうか」

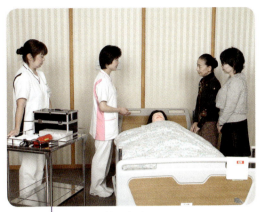
写真37｜ご家族に説明をする

 ## 3 胸元にタオルをあてる

　衣類の汚染防止のために，胸元にタオルをあてます（**写真38**）．首や耳のうしろもクレンジング・マッサージをしたりファンデーションをなじませたりするので，胸元を可能な範囲で広げます．

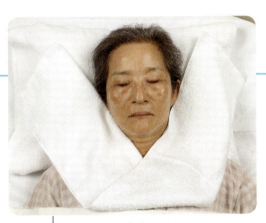
写真38｜胸元にタオルをあてる

 ## 4 髪の固定

　前髪が額など顔にかかってしまうと，髪にクリームやファンデーションなどがついてしまうので，ピンで留めます（**写真39**）．

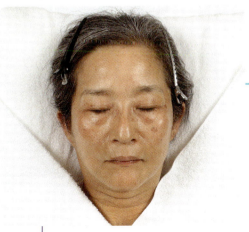
写真39｜髪をピンで留める

5 クレンジング・マッサージ

目的
- 皮膚の汚れをとる
- 顔のこわばりをとり穏やかな表情にする
- チューブのあとなど軽度の圧迫痕を目立たなくする など

手順

① 柔らかいクリームをたっぷり使います．クリームを清潔なスパチュラかスプーンなどでいったん手の甲にとり，それを患者の顔になじませます（**写真40-①②**）．汚れの多い首や耳介のうしろなどもクレンジング・マッサージをするため，その部分にもなじませます（**写真40-③**）．クレンジングオイルはクリーム状ではないため，肌の上にとどまらずマッサージがしづらいだけでなく，肌をいためやすいのでお薦めできません．商品に「クレンジング・マッサージクリーム」と表示してあるものが目的にあった性状に調整されおりベストですが，表示が「マッサージクリーム」「クレンジングクリーム」とあるものでもよいでしょう．

② 患者の顔の肌は露出しているため，ほかの箇所よりも早く冷たくなっており，クリームがのびにくい場合があるので，その場合は手の甲で温めて柔らかくしてから，顔になじませます．

③ 基本的に筋肉の走行に添う方向に手を動かします（**図7**）．肌に負担のかからないごく弱い力で行いますから，手を動かす方向は厳密でなくてもかまいません．汚れがたまりやすい小鼻や耳介やそのうしろなどは指先を小さく何度もすべらせます（**写真40-④**）．肌をいためないようにやさしい力で，顔を手のひらで包むイメージで行います（**写真40-⑤**）．

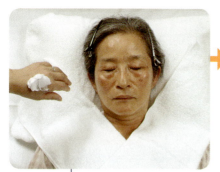
写真40-① クリームを手に取る

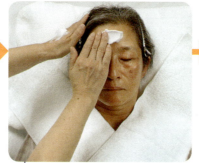
② クリームを温め，顔になじませる

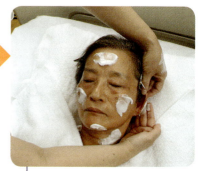
③ 首やのうしろにもなじませる

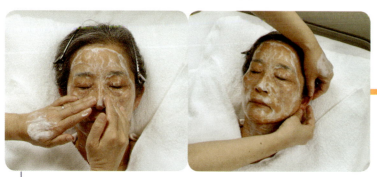
④ 汚れがたまりやすいところは指を小さく何度もすべらせる

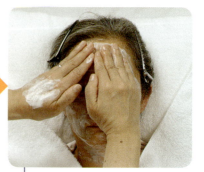
⑤ 顔を手のひらで包むように

両手を使っていない場合には，片方の手は大切に支えるように頭や顔に添えます(**写真41**)．片手だけで行うとぞんざいな印象になる可能性があります．

④マッサージを行っていると肌がなめらかになっていく感触があり，クリームによって汚れが浮き上がったことがわかります．まだその感触がない状態でクリームが足りなくなった場合は，一度，次の手順である「ティッシュオフ」をして新たにクリームを追加してクレンジング・マッサージを行うか，ティッシュオフをせずにクリームを足してクレンジング・マッサージを続けます．

⑤場合によっては，ご家族にも参加していただきます．「よろしければ，マッサージをしてさしあげませんか」などと声をかけてみましょう．亡くなった妻のクレンジング・マッサージを，夫がていねいに行ったケースもあります．

場合によっては，手のマッサージなどを行うのもよいでしょう．手浴のあと，あるいは手浴ができず清拭のみのときに汚れをとるために行います．手のクレンジング・マッサージは，手浴と同様に看取りの場面としてとらえ，可能であればご家族が実施するのをサポートする形をとります．

手のマッサージ

> 手順

①クレンジング・マッサージクリームを手につけ，やさしくマッサージします(**写真42-①**)．顔と同様のクレンジング・マッサージクリームを用います．

②マッサージを終えたら，むしタオルで温めたのち，そのむしタオルで油分と汚れをふきとります(**写真42-②**)．

③乳液かクリームをなじませます(**写真42-③**)．ハンドクリームやオイルでもよいでしょう．

> 声かけの例

「クリームで手のクレンジング・マッサージをしてさしあげませんか」

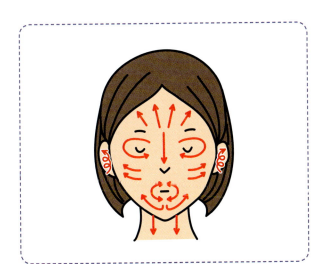

図7｜手を動かす方向

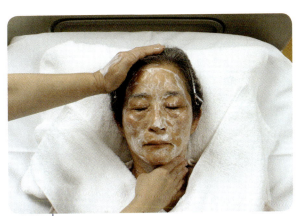

写真41｜適宜，手を添える

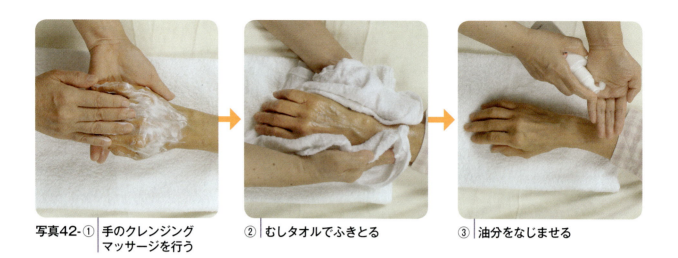

写真42-① 手のクレンジングマッサージを行う
② むしタオルでふきとる
③ 油分をなじませる

 6 ティッシュオフ

目的
- あらかたの油分と汚れを除去するため
- 次の「むしタオル」の工程で十分に油分と汚れを拭うとともに、タオルによる圧迫や摩擦の負担を減らすため

手順
①クリームと皮膚の汚れを、ティッシュペーパーをあてて吸収させます（ティッシュオフ）。ティッシュペーパーをあてて軽く押さえたら、そのままティッシュペーパーをとります（**写真43-**①②）。ティッシュペーパーでの摩擦は皮膚に負担となるおそれがあるため、油分と汚れが残っていてもそのままにします。
②ティッシュペーパーは三角に折って、右、左と片面ずつ使うとスムーズに行えます（**写真43-**③）。
③首、耳などにも軽くあて、油分と汚れを吸わせます（**写真43-**④）。

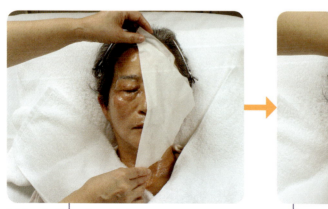

写真43-① 三角に折り、ティッシュペーパーをあてる

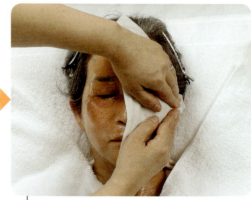

② 軽く押さえる

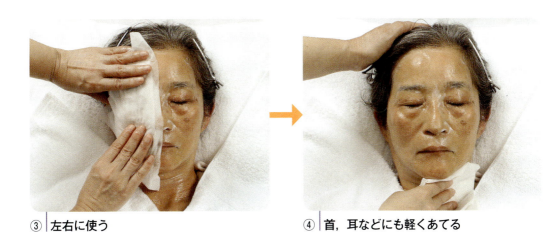

③ 左右に使う

④ 首，耳などにも軽くあてる

 7 むしタオル

目的

- 熱を与え，汚れをとりのぞきやすくする
  臨終後の早い段階では皮膚の機能としてではなく，熱への反応として毛穴が開くと考えられます（臨終後早い段階で冷蔵庫に安置したところ，鳥肌がたったというケースもあります）．むしタオルを使うと，使わなかった場合と比較して，目にみえて皮膚汚れが落ちます．
- 油分と汚れを拭う
- ご家族がより「気持ちよさそう」という印象をもてるようにする（むしタオルをあてるのは気持ちいいものだと実感をもっている人が多い）．

手順

①顔全体，首，耳にむしタオルをあてます（**写真44-①**）．あて方やあてる枚数に決まりはありませんが，息苦しそうにみえるため，鼻孔はふさがないようにします．汚れのある小鼻や耳介のうしろ側にもむしタオルがあたるようにします（**写真44-②**）．

②皮膚にしっかりむしタオルが接するように，手で包むように軽く上から押さえます（**写真44-③**）．ご本人に「熱くないですか？ お疲れさまでした」などと声をかけてもよいでしょう．

③むしタオルは冷たくならないうちに外し，皮膚に負担をかけないように油分と汚れを静かに拭います（**写真44-④**）．その際は，小鼻や耳も忘れずにていねいに拭います．

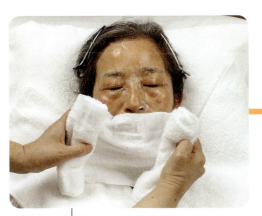

写真44-① むしタオルをあてる

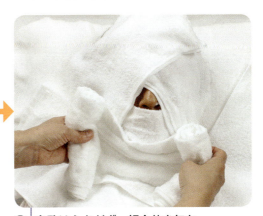

② 鼻孔はふさがず，顔全体を包む

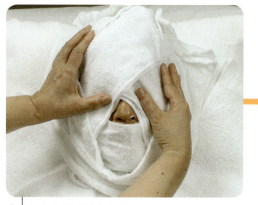

③ 上から軽く押さえる

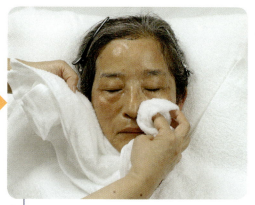

④ 油分と汚れを拭う

顔そり，髭そりをする場合（顔そり，髭そり→むしタオル）

目的
うぶ毛や髭をそり，すっきりとした印象にする

顔そり，髭そりのポイント
- 皮膚の脆弱化が刻々と進んでいる（つまり傷がつきやすい）ことを配慮します．カミソリで傷がついたり表皮を削いでしまうと，のちに革皮様化してしまいます（p40参照）．古い電気カミソリ（金具がほんの少し劣化）を使用し，皮膚が破けたように傷ついてしまい，縫合したケースもあります．
- 顔そりや髭そりは，基本的にクレンジング・マッサージのあとに行います．皮膚の汚れがとれた平らな状態のほうが傷がつきにくいという考え方です．
- 男性の髭そりは，とくに家族の承諾を得てから行います．髭そりが「その人らしさ」を失わせてしまう場合もあるからです．

手順
① 照明をあてて明るくします．そる部位にシェービングフォームかクリームを塗布します（写真45-①）．
② 3枚刃 4枚刃などの低刺激のカミソリを使用して，そっとていねいに行います（写真45-②）．
③ むしタオルで，そったあとの油分や泡をそっと拭います（写真45-③）．
④ 乳液とクリーム，あるいはほかの油分をたっぷりなじませて乾燥を防ぎます（写真45-④）．そったその時点では，表皮を一部分そいでしまったとしても肉眼では確認できません．万が一，カミソリにより傷ついた部分があったとしても，油分がついていれば乾燥を抑えることができ，革皮様化を進みにくくします．

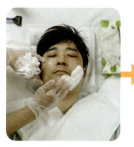

写真45-① クリームを塗布する

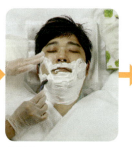

② 髭をそる

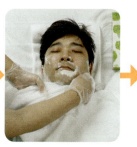

③ むしタオルをあてる

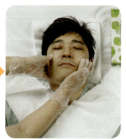

④ 油分をたっぷりなじませる

⑧ 乳液

目的
- 保湿する
- 乾燥を防ぐ
- 次のプロセスへの下地をつくる（整肌）

乳液をつける際のポイント

乳液は水分も油分も含みますから，保湿と同時に乾燥防止が期待できます．また，次の「クリームファンデーション」の工程への下地（油分によって皮膚表面が平らに整う）の役割としても使います．

この工程を，「化粧水＋クリーム」「化粧水＋乳液＋クリーム」にしても構いません．乳液を使用するのは行為をシンプルにして，時間の節約をするためです．

手順
① 乳液を手のひらにとり，手のひらを合わせてもむようにしてひろげます（**写真 46- ①**）．
② 顔を包むようにして，乳液をなじませます（**写真 46- ②**）．
③ 首や耳にも忘れずになじませます（**写真 46- ③**）．

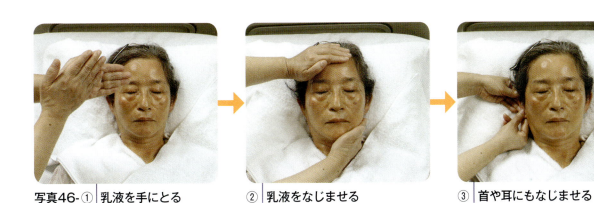

写真46-① 乳液を手にとる　② 乳液をなじませる　③ 首や耳にもなじませる

 ### ⑨ クリームファンデーション

目的
- 乾燥を防ぐ
- 変色をカバーする
- 血色を補う

クリームファンデーションをつける際のポイント
- 皮膚をいためないよう皮膚に静かにのせるようになじませます．
- 油分が多くカバー力の高いクリームタイプのファンデーションがお勧めです．
- 蒼白化（p69 参照）によってさらに血色が失われていくため，赤味をプラスして使うか，ファンデーション自体に赤味のあるものを選びます．リキッドファンデーションを使う場合は，オイルフリータイプは避け，油分の多いものを選びます．
- 使用するファンデーションは，実施前に必ず自分の手首などに使用してみてその性状を確認しておきます．

手順

① 基本的肌色，赤味をプラスするための赤系ファンデーション，男性用のダークな色目などから使用する色を選び，ご本人の肌の色に近い肌色と赤が基本的な色選びとなります（**写真47-**①）．
② 選んだファンデーションを手の甲にとります（**写真47-**②）．赤系がない場合は，赤味のあるものあるいはピンク系のクリームファンデーションを使用します．
③ 手の甲にとったファンデーションをよく練り合わせて柔らかくし，肌につけることができる状態にします（**写真47-**③）．
④ 首の部分に少量つけてみて，色の感じを確認します（**写真47-**④）．
⑤ 指あるいはスポンジ，ファンデーション用海綿などを使用して，顔にのせるようにつけます（**写真47-**⑤）．布で拭くようなつけ方は皮膚に負担なり，ムラにもなりやすいので行いません．またムラにならず自然な印象にするため，少量を薄く全体にのばすようにします．首や耳のうしろにも忘れずにつけます．必ず空いているほうの手は顔を支えるように添えます．

*

ファンデーションの色が薄いほうがよい場合には，クリームファンデーションをクリームや乳液でのばして使用します（**写真48**）．

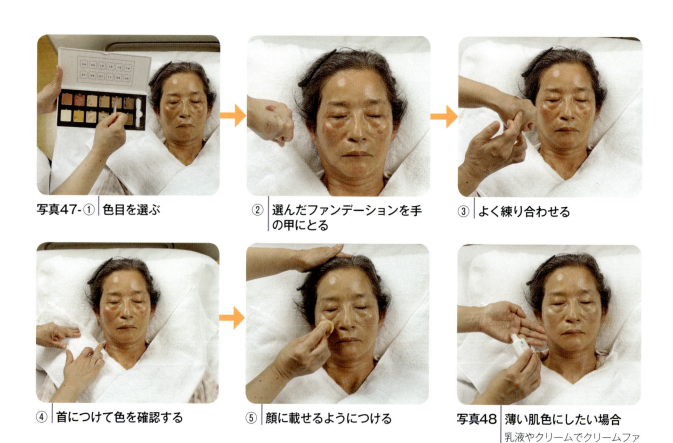

写真47-① 色目を選ぶ
② 選んだファンデーションを手の甲にとる
③ よく練り合わせる
④ 首につけて色を確認する
⑤ 顔に載せるようにつける
写真48 薄い肌色にしたい場合
乳液やクリームでクリームファンデーションをのばす．

死後の身体変化 ⑥ 蒼白化

■蒼白化の原因
体液の一部は,重力の影響を受けて下方に移動します(図8).そのため仰臥位の際,身体の後面に開放性の創部などがある場合はとくに体液が流出しやすく,密閉などの早めの対応が必要です.

■血色を補う
また,穏やかな印象と血色は関連しています.血色が失われているため,それを補う意味でファンデーションやチークを使います.

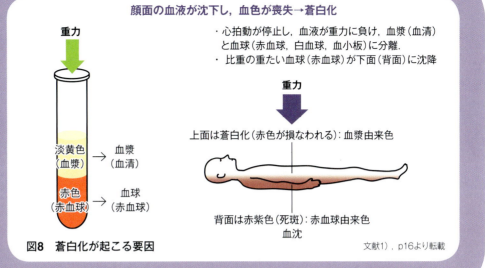

顔面の血液が沈下し,血色が喪失→蒼白化

・心拍動が停止し,血液が重力に負け,血漿(血清)と血球(赤血球,白血球,血小板)に分離.
・比重の重たい血球(赤血球)が下面(背面)に沈降

上面は蒼白化(赤色が損なわれる):血漿由来色
背面は赤紫色(死斑):赤血球由来色
血沈

図8 蒼白化が起こる要因

文献1),p16より転載

---

 ⑩ フェイスパウダー

目的
● メイク崩れを防止する(パウダーがベールの役割を果たす).

フェイスパーダーをつける際のポイント
● 均等にむらなくつくようにします
● 塗り忘れのないようにします

手順
① 太いブラシまたはパフにパウダーをとったら,必ず余分なパウダーを自分の手の甲や手首などで払い落としてから使います(**写真49-**①).
② 塗り残しがないように,塗る順番を決めておきなでるように塗ります(**写真49-**②).耳のうしろや首にも忘れずに塗ります.

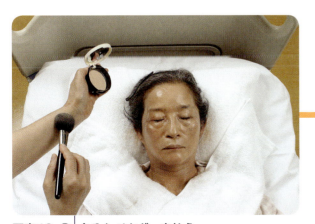

写真49-① 余分なパウダーを払う

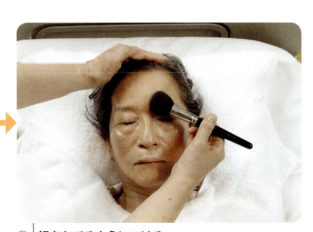

② 顔をなでるようにつける

11 血色を入れる

目的
- 血色を補う(血色を補うと穏やかな印象になる)

血色を入れる際のポイント
- ファンデーションに赤味をプラスしただけでは,失われた血色(そして,その後さらに失われる血色)は補えません.
- 生きていれば,自然に赤味のある場所に補うように考えます.
- どうしてもエンゼルメイクの時間がとれない場合,乾燥対策の油分はマストですが,その次に血色だけ入れるといった判断もよいでしょう.
- パウダーチークは,太いブラシのほうが自然な印象に血色がつきます.

手順
①血色用化粧品を準備します(**写真50**).

②血色を入れる箇所は,額,まぶた,ほお,顎先,耳などです.鼻は避けます(**写真51**).血色の色を選びます(**写真52-**①では耳のための血色をリップカラーから選んでいます).

③耳にも必ず血色を入れます(**写真52-**②).耳はパウダー状以外の血色用化粧品のほうが,落ちにくいです.どうしてもエンゼルメイクの時間がとれないときなど,耳にだけ血色を入れるという対応もいいでしょう.耳に血色をプラスしただけでも穏やかな印象になります.ご家族に指で耳に血色をつけてもらうのもよいでしょう.

院内でエンゼルメイクの伝達講習会など開く場合,耳に血色を入れる演習を行うと,エンゼルメイクの必要性が伝わりやすくなります.

蒼白化によって白さが目立った場合は,指先などにも血色を入れたりマニキュアを塗ってもよいでしょう(**写真53-**①②③).

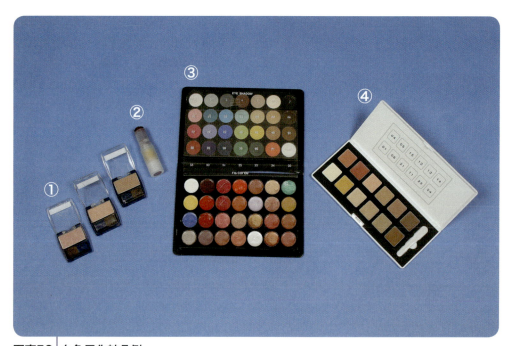

写真50 血色用化粧品例
左から,①パウダーチーク(3色),②スティック状の練りチーク,③カラーパウダーとリップカラーのパレット(このうち赤味のある色を使用),④ファンデーションパレット(このうち上列左のオレンジ系,その右隣の赤系,その右隣のピンク系肌色などを使用)

死後の身体変化 ⑥ 蒼白化

■蒼白化の原因

体液の一部は，重力の影響を受けて下方に移動します（図8）．そのため仰臥位の際，身体の後面に開放性の創部などがある場合はとくに体液が流出しやすく，密閉などの早めの対応が必要です．

■血色を補う

また，穏やかな印象と血色は関連しています．血色が失われているため，それを補う意味でファンデーションやチークを使います．

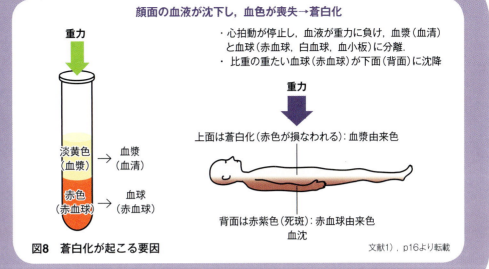

顔面の血液が沈下し，血色が喪失→蒼白化

- 心拍動が停止し，血液が重力に負け，血漿（血清）と血球（赤血球，白血球，血小板）に分離．
- 比重の重たい血球（赤血球）が下面（背面）に沈降

上面は蒼白化（赤色が損なわれる）：血漿由来色

背面は赤紫色（死斑）：赤血球由来色
血沈

図8 蒼白化が起こる要因

文献1），p16より転載

---

 ⑩ フェイスパウダー

目的
- メイク崩れを防止する（パウダーがベールの役割を果たす）．

フェイスパーダーをつける際のポイント
- 均等にむらなくつくようにします
- 塗り忘れのないようにします

手順
① 太いブラシまたはパフにパウダーをとったら，必ず余分なパウダーを自分の手の甲や手首などで払い落としてから使います（**写真49-①**）．
② 塗り残しがないように，塗る順番を決めておきなでるように塗ります（**写真49-②**）．耳のうしろや首にも忘れずに塗ります．

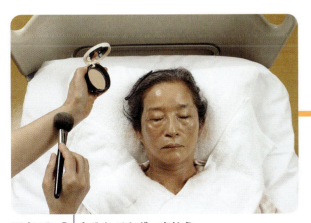

写真49-① 余分なパウダーを払う

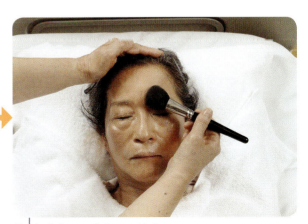

② 顔をなでるようにつける

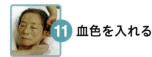 **11 血色を入れる**

目的
- 血色を補う（血色を補うと穏やかな印象になる）

血色を入れる際のポイント
- ファンデーションに赤味をプラスしただけでは，失われた血色（そして，その後さらに失われる血色）は補えません．
- 生きていれば，自然に赤味のある場所に補うように考えます．
- どうしてもエンゼルメイクの時間がとれない場合，乾燥対策の油分はマストですが，その次に血色だけ入れるといった判断もよいでしょう．
- パウダーチークは，太いブラシのほうが自然な印象に血色がつきます．

手順
①血色用化粧品を準備します（**写真50**）．

②血色を入れる箇所は，額，まぶた，ほお，顎先，耳などです．鼻は避けます（**写真51**）．血色の色を選びます（**写真52-**①では耳のための血色をリップカラーから選んでいます）．

③耳にも必ず血色を入れます（**写真52-**②）．耳はパウダー状以外の血色用化粧品のほうが，落ちにくいです．どうしてもエンゼルメイクの時間がとれないときなど，耳にだけ血色を入れるという対応もいいでしょう．耳に血色をプラスしただけでも穏やかな印象になります．ご家族に指で耳に血色をつけてもらうのもよいでしょう．

院内でエンゼルメイクの伝達講習会など開く場合，耳に血色を入れる演習を行うと，エンゼルメイクの必要性が伝わりやすくなります．

蒼白化によって白さが目立った場合は，指先などにも血色を入れたりマニキュアを塗ってもよいでしょう（**写真53-**①②③）．

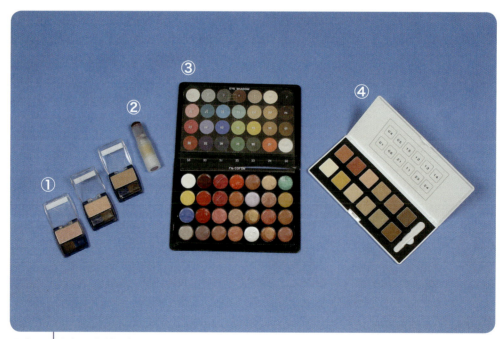

写真50 血色用化粧品例
左から，①パウダーチーク（3色），②スティック状の練りチーク，③カラーパウダーとリップカラーのパレット（このうち赤味のある色を使用），④ファンデーションパレット（このうち上列左のオレンジ系，その右隣の赤系，その右隣のピンク系肌色などを使用）

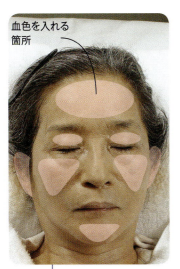
写真51｜血色を入れる箇所

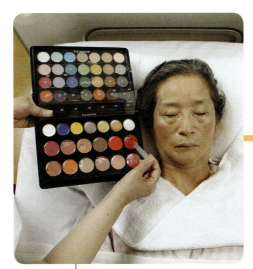
写真52-①｜肌と比較して色を選ぶ

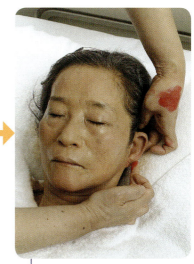
②｜耳にも忘れずに血色を入れる

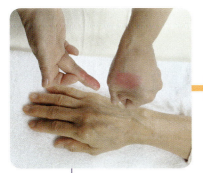
写真53-①｜指先に血色を入れる

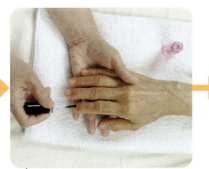
②｜マニキュアを塗る

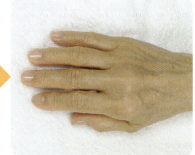
③｜やや赤みのある印象の指先に

12 眉（アイブロウ）

目的
- 表情を補う
- その人らしい印象をつくる

アイブロウのポイント
- 眉は顔の印象を大きく左右します．その人らしさにかなり影響する部分であるため，家族と詳細に相談をしながらメイクします．
- 眉が長くのびている場合がありますが，カットする際には必ずご家族の了承を得ます．「勝手にカットされた」といった思いをもたらす場合があります．

手順
①眉ブラシを使用し，毛の流れを整えると同時に，眉毛の根元部分に溜まった油分や汚れをとります（**写真54-①**）．眉ブラシがない場合は，綿棒で代用します．

②自然な仕上がりにする方法として，グレー系やブラウン系のカラーパウダー（アイシャドー，アイカラー）の使用をお勧めします（**写真54-②**）．中細程度のブラシにとります．

③パウダーをブラシにとり，手の甲にブラシの毛先をすこしあてて色の感じを確認し，眉の薄くなってい

る部分を補うように描くか，うっすらと眉を描きます（**写真 54-**③）．

④眉尻はアイブローペンシルを使って自然に描き，「太さや形など，このような感じはいかがでしょうか」などとご家族に確認します（**写真 54-**④）．

お子さんの場合，お子さんらしい眉の特徴は，太く短い眉です（**図 9**）

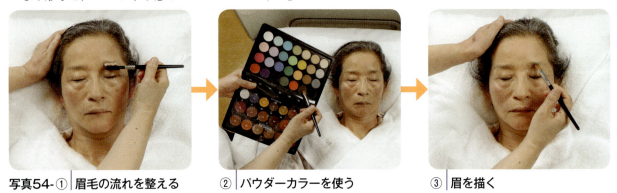

写真54-① 眉毛の流れを整える　② パウダーカラーを使う　③ 眉を描く

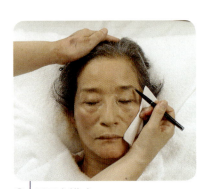

④ 眉尻を描く

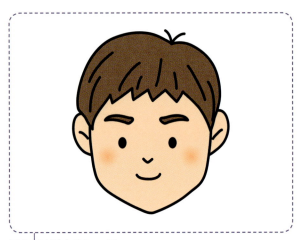

図9 子どもらしい眉

⑬ アイライン

目的
- 表情を補う
- 穏やかに目を閉じている印象をつくる

アイラインのポイント
- アイラインは高齢者も男性もお勧めです．

手順
①眉と同様にカラーパウダー（グレー系・茶系・黒など）を極細ブラシでとり，上まぶたのふちにアイラインを薄く描きます（**写真 55-**①②）．この方法であれば，まぶたにたるみのある場合でも描きやすく，自然な印象となります．手が触れて，ほおのメイクを崩さないようにティッシュペーパーをあてます．

②目尻はアイライナーペンシルで描きます（**写真 55-**③）．場合によっては，まぶたのふちすべてに描くのではなく，目尻のみでもよいでしょう．

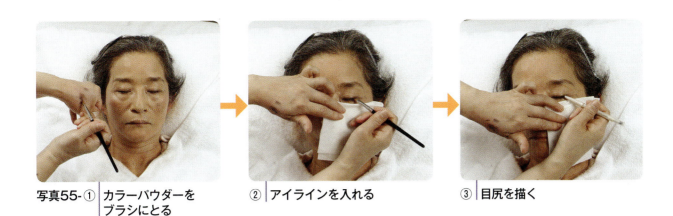

| 写真55-① カラーパウダーをブラシにとる | ② アイラインを入れる | ③ 目尻を描く |

 14 マスカラ

目的
- 表情を補う
- 穏やかに目を閉じている印象をつくる

マスカラのポイント
- ついているのがわからないくらい薄くつけます．
- 高齢者や男性にもお薦めです．

手順
① ティッシュペーパーでマスカラを拭いてしまうとまつ毛につくのはごく少量となり，つけているのがわからないほど自然で穏やかに目を閉じている印象になります（**写真 56-①**）．
② メイクを崩さず，そしてマスカラが皮膚につかないようにティッシュペーパーを敷き，マスカラをつけます（**写真 56-②**）．無理にまつ毛の根元からつけずに，毛先のみでもよいでしょう．

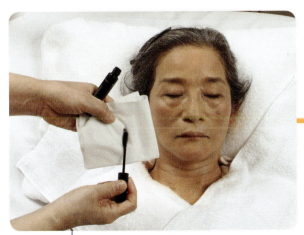

写真56-① ティッシュペーパーでマスカラを拭く

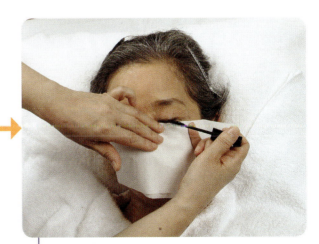

② マスカラをつける

15 リップ

目的
- 口唇の乾燥を防ぐ
- 口唇の変色をカバーする
- その人らしい印象をつくる

リップをつけるポイント
- 口唇は乾燥の進みやすい部位のため，口紅をつけない場合はリップクリームやワセリンなどの油分を必ず塗ります．
- その人らしい唇の色を，ご家族に詳しく尋ねます．
- 男性の唇に合う色はベージュ系，茶色などです．ただし，赤味があるほうがその人らしい場合もあります．

手順
① 口紅は何色か入っているパレットタイプがお勧めです（**写真 57-** ①）．ご家族にパレットをお見せしながら選んでいただくことで，ご家族がご本人の元気な頃に思いをはせるきっかけとなります．パレットをご家族に見せながら，「唇はどんな色がよろしいでしょうか」，女性の場合，「どんな色の口紅をお使いでしたか」などと尋ねます．
② 手の甲に口紅をとり，紅筆でまぜます（**写真 57-** ②）．
③ 唇の一部分に少し塗ってみて，「この色はいかがでしょうか」などとご家族に確認します（**写真 57-** ③）．そして了承が得られれば塗っていきます．口紅を含ませた紅筆をご家族に渡して，ご家族に行ってもらうのもよいでしょう．

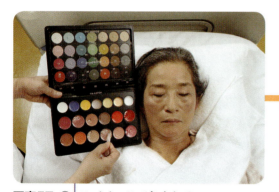
写真57-① スパチュラで色をとる

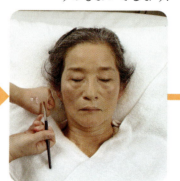
② 手の甲に色をとる

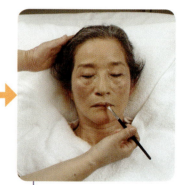
③ 一か所唇に塗ってみる

 ## 16 整え

最後に髪を留めていたピンを外し（**写真 58**），髪を整え，完成です（**写真 59**）．

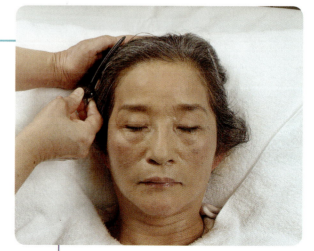
写真58 ピンを外す

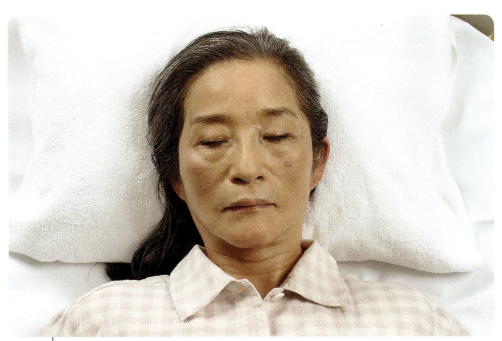

写真59 | 髪を整え，完成

3 顔のエンゼルメイクの必要物品と管理方法

ご本人がお持ちのファンデーションは，死後の身体変化が進む肌には合わないパウダーファンデーションや油分の少ないリキッドタイプが多いため，おすすめできません．ですからファンデーションはとくにエンゼルケア専用の化粧品がお勧めです（**写真60**）．

物品は，使用後，アルコールをティッシュペーパー

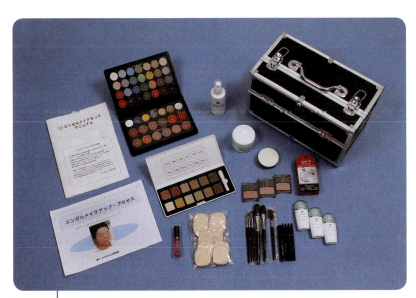

写真60 | エンゼルメイク研究会が企画・監修したエンゼルメイクセット

エンゼルメイクセットの提供元・問い合わせ先：マーシュ・フィールド株式会社
〒102-8370 東京都千代田区四番町6-11
フリーダイヤル：0120-853-171

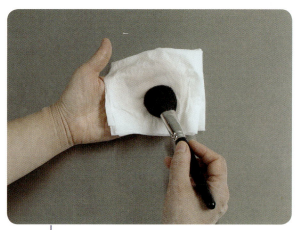

写真61 アルコールを含ませたティッシュペーパーで拭く

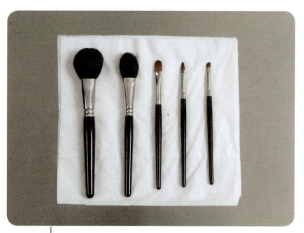

写真62 そのつど手入れし，清潔を保つ

かコットンなどに含ませて拭いて清潔にしておきます（**写真61，62**）．アルコールあるいは，化粧品に添付されている方法で清潔にします．紅筆を複数の方に使うことに抵抗がある場合は，綿棒で代用します．

4 顔のエンゼルメイクの手技伝達のポイント

- 顔のエンゼルメイクは，実施にあたってスタッフ同士で事前に練習を行うことが必須です．
- その際は，男性，女性，高齢者，若年者などさまざまなケースについて状況を設定し，可能な範囲で練習します．
- 初めはクレンジング・マッサージのみなど，部分的な練習でも構いません．
- 使用する化粧品類の使い勝手を事前に実感しておくのもポイントです．
- 交代でデモンストレーションをし，改善点など指摘しあうとよいでしょう．
- ご家族への声かけを含めた練習も大切です．

引用文献
1) 伊藤茂：ご遺体の変化と管理，照林社，2012

参考文献
1) 片見明美ほか：側臥位をとらない脱衣・着衣の技術，月刊ナーシング 34(9)：94-98, 2014

6 ご家族向け文書（またはパンフレット）のお渡し

ご家族への説明に文書を活用

　口頭でのご家族への説明には時間的な限界があります．また，ご家族は喪失の直後で平静な精神状態であるとは言えず，また疲労もあり説明されたことが頭に入らない場合もあります．そのため，説明には文書の活用をお勧めします．

　文書に盛り込む内容は，おおまかに次の3点にわけると整理しやすいでしょう．

①「どなたにも共通する内容」
②「ケア領域別」
③「ケース別」

　まずは施設全体で①を作成し，ケア領域別あるいは病棟など部署別に②を作成します．ケース別の③は，状態別に作成するか，そのつどメモで書き加えるなどとし，①＋②＋③の内容をご家族にお渡しするのがベストです（写真63）．

1 「どなたにも共通する内容」に入る要素

　まずは施設全体で「どなたにでも共通する内容」として，主に以下のような点を検討します．

- 挨拶文
- 死後の身体変化の捉え方（「変化は異常事態ではないこと」も含めて）
- 主な死後変化について（肌の乾燥／脆弱化／蒼白化／死斑／死後硬直／出血／漏液／臭気／腹部膨満／便もれ）
- 腐敗と冷却について
- 遺体のとらえ方（「触れたり，メイクしたりしてもよいこと」を伝える）
- 施設として（ケアをする側として）の身だしなみについての考え方（「ケアの立場としてどのような考えで身だしなみを整えたか」についてならわしを含めて伝える）
- 葬儀社のサービスを受ける際のポイント
- グリーフワークについて／グリーフケア外来・相談窓口の紹介
- 各種届出の案内
- 問い合わせ先（退院時に担当したナース）など

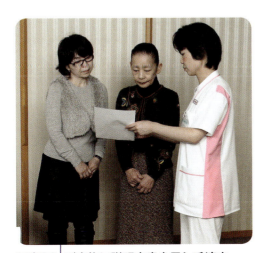

写真63 ご家族に説明文書を示し手渡す

2 「ケア領域別」に入る要素

次にケア領域別に，あるいは病棟などの部署別に説明が必要な内容を検討します．以下に例をあげます．
- 消化器系：黄疸の方の肌色変化について
- 循環器系：顔のうっ血の可能性／ペースメーカーを取り外していない場合の対応
- 乳幼児：強い乾燥傾向の場合の対応
- 耳鼻科，眼科：顔面腫瘍への対応　　など

3 「ケース別」に入る要素

ケース別としては次のような内容を作成しておくか，そのつどメモなどにして書き加えるかします．
- 褥瘡のある方
- リンパ浮腫のある方
- 関節拘縮のある方
- ペースメーカーが入っている方　　　など

*

そのような構成の「ご家族向け文書」を，「ご家族向けパンフレット」として付属しています．そのままでも使用できますが，みなさんの職場に合うアレンジのための叩き台としてご活用ください．

なお『説明できるエンゼルケア』（医学書院）の巻末にも，コンパクトにまとめたご家族向け文書がついています．

死亡診断書のお渡し

ご家族に死亡診断書をお渡しするときには，お名前の標記などをその場で確認します．

また，死亡診断書は控えをコピーしておくと各種手続きの際の確認に役立つこともご案内します．

同時に，退院手続きや支払いについても説明します．

7 抱きうつし・ご遺体の移送

ご家族が行う抱きうつし

1 抱きうつしとは

「抱きうつし」とは，鳥取県の「野の花診療所」で始まった移送の方法です．ベッドからお帰りのためのストレッチャーにご遺体を移すことを，スタッフではなくご家族にお願いするというものです．

葬儀など「送る」場面の簡素化が進む現在，実感の伴う看取りの一場面として，エンゼルケアの基本として提案します．

病院など施設からご自宅へ帰る場合だけでなく，在宅での看取りの場合でもベッドから別のお布団などへお移りいただく（背部の熱を冷ますためにもお勧め）際に，ご家族による「抱きうつし」をお勧めします．

以下のような手順で行い，声をかけます．

2 抱きうつしの流れと声かけ例

①看護師がご家族に声をかけます．

声かけ例

看護師：「このあと，みなさまが抱いてさしあげる機会は少ないと思われますので，ベッドからストレッチャーに，お身体をお移しするのをお願いしたいと思います．お願いしてよろしいですか？」
家族：「はい」
看護師：「それでは，ご本人のお身体の横にお並びください」

②ご家族にご遺体の横に並んでいただき，肩や背中に手を差し入れていただきます（**写真64-①**）．ご家族

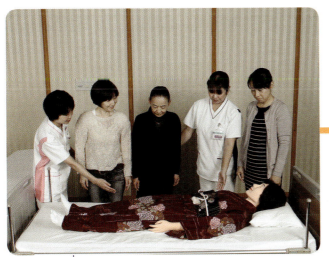

写真64-① ご家族がご遺体の横に並んで，肩や背中に手を差し入れる

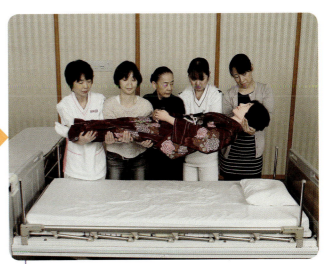

② ご家族が抱きかかえる

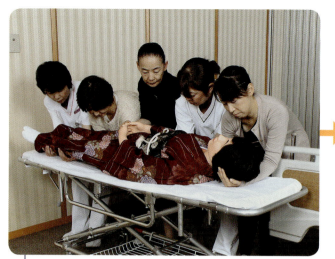

③ ストレッチャーにご遺体を横たえる

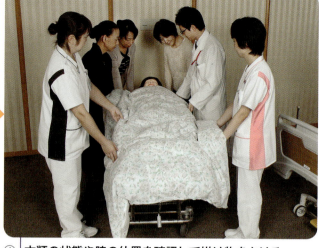

④ 衣類の状態や脇の位置を確認して掛け物をかける

の人数によっては，頭を持つなどスタッフが手伝います．背部はまだ温もりが残っている場合があり，それをご家族が感じる機会となります．

声かけ例

看護師：「それでは，お身体にぐっと近づいて，肩の下や背中の下（や腰の下など）に両手を深く差し入れてください」

③ご家族がご遺体を抱きかかえます（**写真64-②**）．

声かけ例

看護師：「しっかりと抱きかかえて，ゆっくりとストレッチャーに横たえてさしあげてください」

④ストレッチャーにご遺体を横たえます（**写真64-③**）．その際，ナースは腕がだらりと下がっていないか衣類の乱れはないかなどを確認して掛け物をかけます（**写真64-④**）．

3 ご遺体を実感する機会としての抱きうつし

抱きうつしを実践しているあるナースは，「タイミングをとるかけ声をかけなくても，必ずみなさんタイミングが合って，ストレッチャーにお移しになるんですよ」と言います．かけ声が必要な雰囲気であれば，ナースが声をかけましょう．

ご本人を抱きかかえると，ご家族はご遺体の重さや軽さやぬくもりなどを腕で実感し，「私が生まれたときはおばあちゃんに抱いてもらって，今度は私がこうして抱いている」「おじいちゃん，すごく軽くなっているね」などと思いを話される方が少なくありません．

8 霊安室などでの待機

霊安室の考え方

　現在は，ほとんどの病院に霊安室が配置されています．焼香をあげる道具が置かれていたり，キリスト教系の病院ではマリア像が置かれていたりと，その雰囲気はさまざまです．

　しかし，一般的なイメージとしては，霊安室は「暗く寂しいところ」「地下の怖い感じの場所にある」といったものが多く，看取りにまつわる市民講座などで参加者に意見を聞くと「ああいうところには行きたくない」という声も少なくありません．

　霊安室をどう考えるか，それはならわしをどう捉えるかとも関係しています．議論の結果，「基本的にいままでどおり患者の○○さんとして接し，死体扱いはしない」という考えならば，焼香をあげたりするのは不自然かもしれません．

　榛原総合病院では，できるだけ死体扱いはしない（死者らしい印象になるならわしも基本的にしない）というスタンスをとり，病院の建て替えの際に，霊安室は，ご遺体の冷蔵庫（腐敗進行が早く，退院までの時間が長くなるなどのケースに時々使用）を設置する部屋（写真65）とし，病室から直接お帰りいただく流れとなっています．

「霊安室」という名称を「退院ラウンジ」「退院待機室」など目的に合った名称にするなど，多角的に検討して結論を見い出してほしいと考えます．

　いずれにしても，使用の目的や方法など霊安室のあり方は，考え方次第です．病室などにご本人，ご家族ともにある程度待機できるのであれば，なくす方向もよいのではないでしょうか．

　ちなみに，最近は，ご家族や関係者の方がお迎えにくるまでにかなり時間がかかるケースが出てきて，ご遺体用の冷蔵庫を設置したという病院の話を聞くことがあります．葬儀社のサービスを数時間後に受ける場合などは，保冷剤や氷を使用したつなぎとしての冷却方法で問題はありませんが，長時間，病院などの施設にご遺体を安置する場合には冷蔵庫がベストでしょう．

1 考え方に沿った工夫

　ただし霊安室にいったん安置する必要があるなど，各施設による諸問題や都合があることが少なくないでしょう．たとえば，その場所にいったん行くが焼香などはしない，その場を明るい雰囲気にする，あるいは

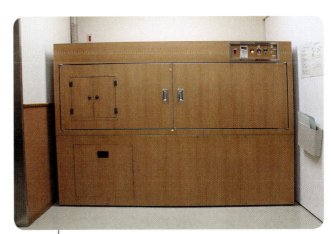

写真65 榛原総合病院の霊安室（遺体用冷蔵庫室）

9 退院など施設からのお見送り

お見送りのとらえ方

　お見送りのとき，搬送専用の車（あるいは自家用車）までのご遺体の向きは足が先か頭が先か，どちらがよいのか議論になることがあるようです．基本的に生前と同様の感覚で接するという姿勢であれば，検査や手術室への移送のときと同じく足から先に出るのが自然という判断になるかと思います．ただし，車の構造上，頭から出るほうがスムーズな場合もありますので，検討して職場としての結論を見い出してください．

　榛原総合病院では，ご家族からのご希望があれば，正面玄関からお帰りになることも可能であるという姿勢をとっています（**写真66**）．四角い白布を顔にかけず，ストレッチャーなどをみなで取り囲むように押して移動することも関係してか，ほかの患者さんからこのことを問題視されたことはないようです．建物の構造や受け止める感覚の違いを考慮して，どこからどのようにお帰りいただくかを検討するとよいでしょう．

　通常，主治医と担当看護師とで見送ります（**写真67**）．お見送りは，スタッフが担当する締めくくりの場面で，ご家族にとっては印象に残りやすい場面です．ご家族と親しく会話をする関係になっていても，姿勢を正し，あらたまった態度で見送ります．ケアを担当し臨終の場に居合わせた者として亡くなったご本人とご家族への尊厳を意識します．

　思いが十分にあったとしても，軽く礼をしてすぐに担当部署へと戻ってしまうと，ご家族には思いは伝わりません．きちんと一礼します．その際，無理に言葉を発しなくてもよいでしょう．そして出て行く車を見届けてから戻ります．

　在宅看取りの場合も，エンゼルケアを終えて帰る際にはあらためて一礼をしてから退出します．畳の間でご家族がお座りになっているところでは，正座をして礼をします．

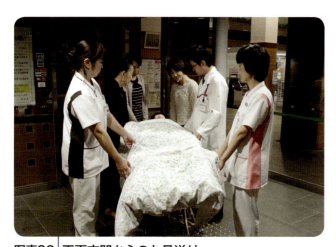

写真66 | 正面玄関からのお見送り

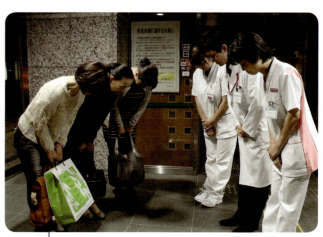

写真67 | 主治医と担当看護師による一礼

10 看護記録

看護記録のチェック項目

　このタイミングにおける看護記録は,「経過記録」がメインになると思います(**写真68**).この経過記録は,くわしく明記する必要性が高まっていると考えます.

　死後のケアは,レセプト上は診療報酬の範囲外で,施設ごとの料金設定をして請求していることもあり(コストについてはp131参照),最近は支払いの際にご家族とトラブルになったケースもあると聞きます.どのようなケアを行ったか,あとになって具体的に説明するためにも記録は重要になってきます.

　また,エンゼルケアは個別的に柔軟に対応することが大切ですから,ケースによってどのようなケアが行われたかを記録しておくことが大切になってきます.

　あらかじめ実施内容のチェックシートを作成しておいて,行った項目をチェックし,特記事項はメモを書き込むような記録であれば,多忙な業務のなかでも具体的でくわしい記録が可能になるのではないでしょうか.

　たとえば保清について,口腔ケア,全身清拭,陰部洗浄,シャワー浴,簡易シャンプー,手浴,足浴……とすべての項目を立て,その項目についてナースがメインで行ったか,ご家族が行うのをサポートする形で行ったかなどを区別してチェックしていくという形にします.

　チェック項目には,
- エンゼルケアの実施の了承をどなたに得たのか
- どの程度の冷却を行ったか
- ご家族向け文書(またはパンフレット)は渡したか,特別に追記したことはあるか

などを盛り込んだほうがよいでしょう.コスト関連の入力も,このタイミングで行います.

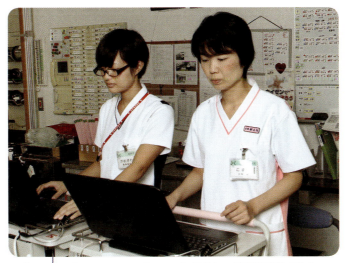

写真68｜スタッフステーションに戻り,看護記録に残す

11 デスカンファレンス

デスカンファレンスの内容

　デスカンファレンスへの取り組み件数は，まだ多くはないでしょう．

　主治医，担当看護師のみならず，理学療法士など，ご本人にかかわった人たち，在宅看取りであればケアマネジャー，介護職，ヘルパー，また，直接は接していなくても長く食事管理指導を担当していた管理栄養士，薬剤師などとともにカンファレンスをもつなど，デスカンファレンスの広がりを意識して，まずはできる範囲で始めてみるのがよいでしょう（**写真69**）．

　デスカンファレンスの規模やタイミングは，無理のない範囲で検討してください．担当チームの数人で，あるいは病棟内，セクション内のメンバーで，院内のエンゼルケアの委員や研究会のメンバーで，または症例発表会のような形で施設内全体でなど，さまざまなバリエーションが考えられます．

　デスカンファレンスは，その後のエンゼルケアに活かすだけではなく，どのように臨終を迎えて，どのようなエンゼルケアを行ったのかなど，その経過をみなで共有することによって，受け持ちのナースやエンゼルケアを担当したナースのグリーフワークにもつながります．

　デスカンファレンスを行うにあたり，話し合うケースのご家族に連絡して，ナースが担当したあとの状況などをうかがい，それをみなに報告することなども参考になるでしょう．

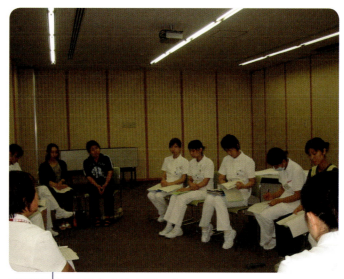

写真69 榛原総合病院のデスカンファレンス

第3章

「部位別」トラブル対処法

1. 頭部（顔面）
2. 頸部
3. 胸部
4. 腹部
5. 陰部・殿部
6. 四肢
7. 全身

1 頭部（顔面）

頭部・顔面の外傷や腫瘍

外傷や腫瘍は部位や範囲や形状にもよりますが，対応に限界がある場合が少なくありません．可能な範囲で目立たなくし，ほかの異常のない部分のエンゼルメイクに注力します．手技のポイントを**表1**に示します．

なかには，できるかぎりの修復を願うご家族もいらっしゃいます．そのような場合に備えて，近隣でエンバーミングサービスを受けることは可能か，あるいは修復技術の高い葬儀関係者はいないかをできるだけ調べ，その連絡先などを把握しておき情報提供します．

表1　手技のポイント

- 色を目立たなくする
- 形を目立たなくする（だたし，隆起している状態を変えるのは難しい）
- 外気を遮断して乾燥を防ぎ，浸出液のもれを防ぐ

 顔面

顔面裂傷（陥没があり，創部の皮膚変色ありと想定）の場合

顔面裂傷を目立たなくする場合の手順は，次のとおりです．なお，このあとに示す顔面のトラブルへの対応は，この手順が基本となります．

顔面裂傷への対応の手順

1 汚れや分泌物を除去・消毒する

　汚れや分泌物を洗浄あるいはガーゼや綿花で拭い取り，消毒します．ポピドンヨードやヒビテンアルコールなどを用い一般細菌の消毒として扱います．

　出血や浸出液が多い場合，全身のどの部分であってもタンパク質固定作用のある創部安定用の薬品（MP-GEL®など）を直接塗布したり，ガーゼに塗布して使用したりするのも一案です．ただし，タンパク質固定作用のあるホルマリンやフェノールは，生前には使われない薬剤（MP-GEL®もホルムアルデヒドやフェノールを含有した商品）で，使用の是非については職場あるいは施設で事前に検討しておくことをお勧めします．

2 陥没部に詰め物を詰める

　陥没の状態に応じて，ガーゼや綿花を詰めて陥没をなくします．

3 縫合する

　縫合します．生体と違い縫合部の皮膚は生着しませんから，とくに縫合部が長い場合は，縫合を強化するテープ（3M™ マイクロポア™ サージカルテープ不織布，あるいは皮膚接合用テープなどを活用）を貼ります．

　この場合のテープは，可能な限り色移りのしない透明や半透明などを使用します．縫合ができない状況の場合は，テープのみで対応します．

4 肌色の不織布テープを貼る

　肌色の不織布テープ（3M™ マイクロポア™ スキントーンサージカルテープ不織布，優肌絆不織布〈肌〉など）を，皮膚変色の色をカバーするために貼ります（**写真1-①**）．

　テープは，ご本人の肌色によって適切なものを選択します．面積に応じて貼り合わせる場合には，テープどうしが重ならないようにします．重ねるように貼り合わせると波打つようになり平らではなくなります．

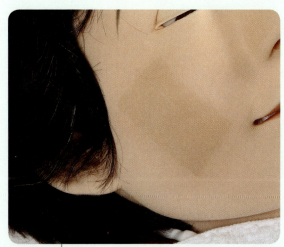

写真1-① 縫合した上に，肌色の不織布テープを貼る

5 フィルム剤を貼る

　手順④で貼った肌色テープよりやや大きな面積で，上からフィルム剤（アルケアマルチフィックス®・ロールなど）を貼ります．

　創部を外気から遮断し，乾燥変形などを防ぐと同時に浸出液の流出を防ぎます（**写真1-②**）．

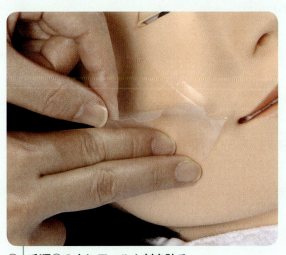

② 手順④の上にフィルム剤を貼る

6 肌色の不織布テープを貼る

　手順④の肌色調整を強化すると同時に,次のファンデーションが馴染みやすいように,再び肌色の不織布テープを貼ります(**写真1-**③).

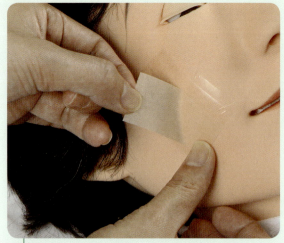

③ 再び肌色の不織布テープを貼る

7 メイクを行う

　周囲の肌色に合わせて,クリームファンデーション(リキッドタイプも可),パウダーで整えます(**写真1-**④⑤).

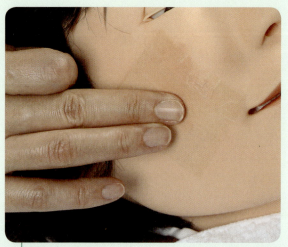

④ 不織布テープの上にファンデーションをのせるようになじませる

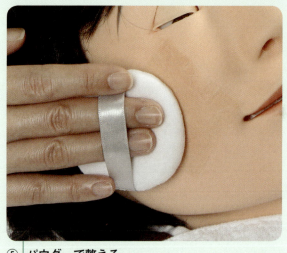

⑤ パウダーで整える

⑤は詰めたものをとどめる目的で行っています.

陥没のない裂傷や切創の場合

　前述「顔面裂傷への対応の手順」の❶,❸,❹,❺,❻,❼を実施します.

　顔面や頸部以外の衣類などで覆われる部分は,❻,

陥没のある顔面腫瘍で表皮が脆弱あるいは部分的に失われている場合

　前述「顔面裂傷への対応の手順」の❸以外を実施します.

　陥没と変色のみの場合は,前述「顔面裂傷への対応の手順」の❷,❹,❺,❻,❼を実施します.ここで

❼は省略でよいでしょう．ただし，皮膚の色調整が必要だと感じる場合は，❻も行います．

擦過傷の場合

前述「顔面裂傷への対応の手順」の❶，❺，❻，❼を実施します．顔面や頸部以外の部分は，❻，❼は行わなくてもよいでしょう．

ハイドロコロイド・ドレッシング材は生体の創傷治療としての機能を備えた製品で，その分が代金に反映されています．ご遺体の創傷の場合は，水分をもらさず外気を遮断する目的で創部を覆うので，ハイドロコロイド・ドレッシング材よりフィルム剤が適しています．

挫滅傷の場合

前述「顔面裂傷への対応の手順」の❶を実施し，挫滅している深さ，広さに合わせてガーゼをあてます．その後，❹〜❼を実施します．

腫瘍が隆起し表皮が失われているか脆弱で，変色がある場合

前述「顔面裂傷への対応の手順」の❶（創部にうすくガーゼをあてる），❹，❺，❻，❼を実施します．

腫瘍が隆起して皮膚変色があるが表皮はあり浸出液のない場合，または腫瘍がなく皮膚変色のみの場合

赤黒い皮膚変色の場合

ほかの皮膚と同様にスキンケアを行い，下地もつけ，変色部分には赤黒い変色であれば，カバー力のある「赤系（暗い赤）のファンデーション」をのせるようにつけてから，その上に「濃い色のファンデーション」「肌色に近いファンデーション」を順に重ねパウダーで整えます（**写真 2-**①〜⑦）．パウダーで整える前にピンクのリキッドをつけると，自然な印象になる場合もあります．

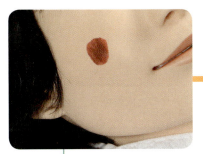

写真2-① 赤黒く皮膚変色している状態

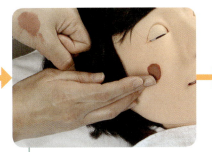

② 赤系ファンデーションをつける

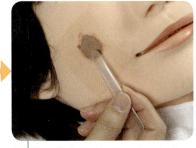

③ 濃い色のファンデーションをつける

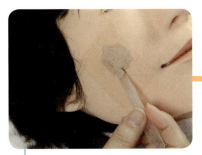

④ 肌色に近い色のファンデーションをつける

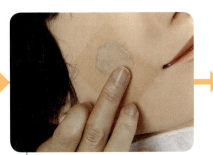

⑤ （場合によって）ピンクのリキッドを重ねる

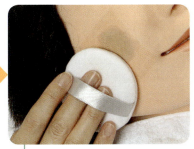

⑥ パウダーで整える

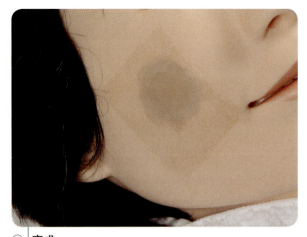

⑦ 完成

黒褐色や茶褐色のような変色の場合

黒褐色や茶褐色のような変色の場合は，カバー力のある「黄色系ファンデーション」をのせるようにつけてから，その上に「肌色ファンデーション」を重ねパウダーで整えます（**写真3-**①〜⑤）．

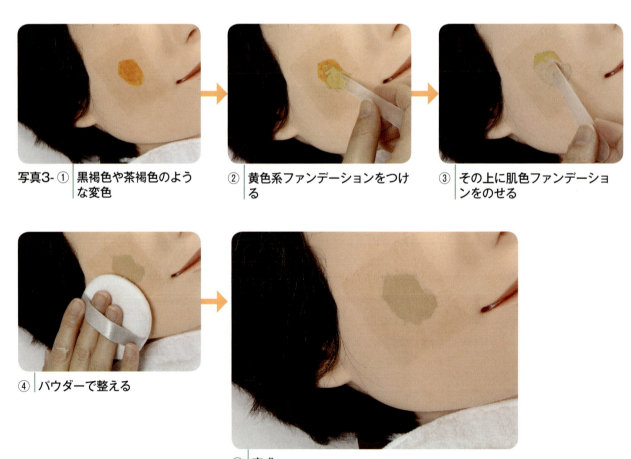

写真3-① 黒褐色や茶褐色のような変色

② 黄色系ファンデーションをつける

③ その上に肌色ファンデーションをのせる

④ パウダーで整える

⑤ 完成

2 頭部

裂傷や切創の場合

前述「顔面裂傷への対応の手順」の❶，❸を実施し，陥没がある場合は判断で❷も行います．毛髪などの状況によって，可能であればフィルム剤かテープを貼り，難しければ布類などで外気を遮断します．頭髪などの関係でテープの使用が難しい場合は医療用接着剤の使用を検討します．ご本人の毛髪，帽子，スカーフ，かつらなどで見えないようにします（**写真4**）．

事故などで髪が血液で汚染されている場合は，ていねいにシャンプーするなどといった配慮も大切な視点です．出血で汚染の心配がある場合は，下に紙おむつを敷くなどします．

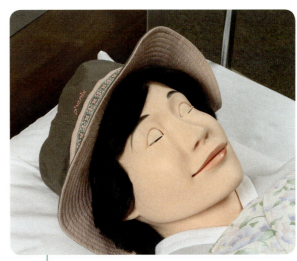

写真4　頭部裂傷や切創の場合（帽子を使用した様子）

鼻翼・口唇の潰瘍

チューブ類の圧迫で鼻翼や口唇が潰瘍となり，一部欠損が生じる場合があります．修復を行うエンバーミングサービスなどでは補綴（欠損部位や穴などへの人工物の充填や外部装着のこと．歯科領域で行うことがある）を行う場合もあるようですが，エンゼルケアでは現実的な方法ではありません．

潰瘍の部分は暗赤色などに変色していることが多いため，色を周囲の肌の色や唇の色に合わせることで，目立たなくします．

ここでは，鼻翼に湿潤のある潰瘍に対する手順を記します（**写真5**）．

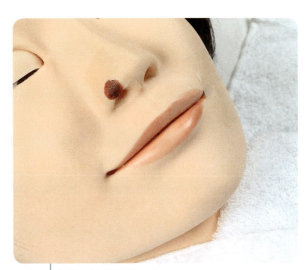

写真5　鼻翼の潰瘍（湿潤性）

鼻翼の潰瘍（湿潤性）への対応の手順

1 外気を遮断する

　サイズに合わせて切ったガーゼ1枚を潰瘍部にあて，その上にガーゼより大きなサイズでフィルム剤を貼ります（**写真6-①**）．浸出液をガーゼに吸収し，フィルム剤でもれを防ぐと同時に乾燥防止のために外気遮断をします．

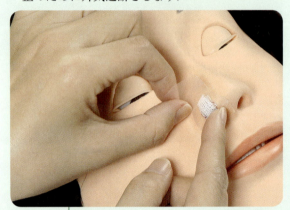

写真6-① ガーゼの上にガーゼより大きなフィルム剤を貼る

2 潰瘍の色を目立たなくする

　肌色の不織布テープを重ね，潰瘍の色を目立たなくします（**写真6-②**）．❶と❷のプロセスを肌色の絆創膏（ただし，次のファンデーションがのりやすいため，表面が不織布状のものがお勧め）で代用してもよいでしょう．

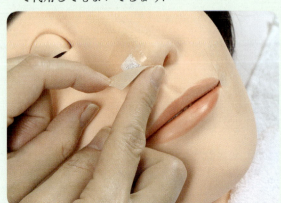

② 肌色の不織布テープを重ねる

3 クリームファンデーションを塗布する

　❷の上に，油絵のコテや舌圧子などヘラ状のものでクリームファンデーションをのせるように塗布します（**写真6-③**）．

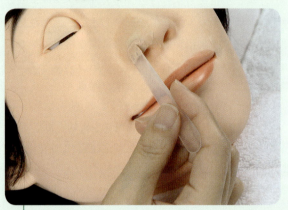

③ ヘラ状のものでクリームファンデーションをのせるように塗布する

4 パウダーをのせる

　❸の上に，パウダーをパフかブラシで静かにのせます（**写真6-④**）．

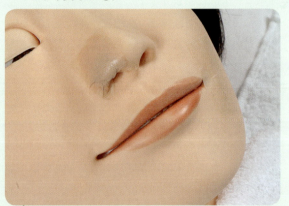

④ パウダーをのせる

潰瘍部が乾燥している場合は，❶を省略します．
　口唇の潰瘍（湿潤性）の場合（**写真7**）は❶，❷を行い，その上に口紅をやや厚くのせるように塗ります．口紅だけでは潰瘍の色のカバーができない場合は，口紅の前に肌色のクリームファンデーションをのせて，その上に口紅をのせます（**写真8**）．
　鼻翼も口唇も，表面が乾燥している潰瘍であれば，❶を省略します．口角の潰瘍は，鼻翼の場合と同じ手順で行います．

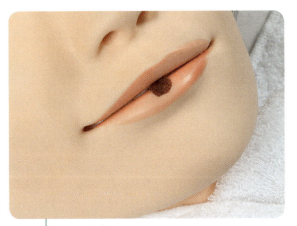

写真7　口唇の潰瘍

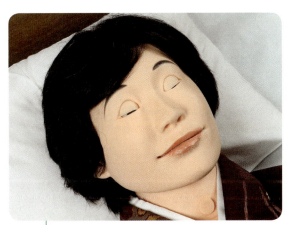

写真8　クリームファンデーション，口紅をのせて整える

黄疸

　黄疸は全身に生じている事態ですが，ここではとくに問題となることが多い，露出している顔面とその周囲の対応を紹介します．

1　黄疸への対応のポイント

- ①黄疸の肌色が時間とともに変色すること（p95参照），②変色の特徴（部位によって濃く変色する），③変色部分をご家族があとからファンデーションでカバーしてもよいこと，などをご家族に伝えます．口頭で伝えてもよいですが，ご家族向けの「ご家族向け文書」（またはパンフレット）にも盛り込むのがベストです．

- 退院後（あるいはエンゼルケアから時間経過した段階で），黄疸の変色についてご家族から問い合わせがあった場合，あらためて前述の①，②，③を説明し，さらに葬儀社サービスを受けている場合にはカバーの仕方などを葬儀社に相談してみることも伝えます．また，口の周りが輪のように変色してしまい困惑しているご家族には，黄疸による自然な変化であることをご説明し，安心していただきます．

- 変色がかなり目立つ状態を想定して顔のエンゼルメイクを行うと，かなり濃いメイクとなってしまいます．エンゼルメイクの方針を「お帰りのためのお支度」「ふだんどおりの身だしなみの整え」とした場合，顔のエンゼルメイクを行っている時点での自然に肌色が整っている状態がベストと考え，時間経過

した状態を想定して厚塗りにしなくてもよいでしょう．
- 露出する場合のある手元も黄疸による変色がありますから，「時間が経って気になるようならファンデーションでカバーするとよい」と家族に伝えます．ご家族の希望があり，時間的にも余裕がある場合などは可能であれば手もファンデーションでカバーします．乳液などで肌を整えたあと，顔面と同様のプロセスで行います．

2 黄疸のある顔のエンゼルメイクのポイントと手順

①乳液で肌を整えたあと，黄色系クリームファンデーションを顔，耳，首などにのせるようにつけます（**写真9-①**）．

②黄色系ファンデーションをなじませた肌の上に，もう1枚肌色のベールをのせるような感覚で，赤味を加えた肌色のファンデーションをのせます（**写真9-②**）．

③赤味を加えた肌色のファンデーションをのせても，まだ肌色のカバーが足りない印象がある場合，その上にリキッドファンデーションをなじませてもよいでしょう（**写真9-③④**）．その際のリキッドファンデーションは，油分の多いタイプのものを選びます．オイルフリーのものなどは，乾燥対策上はマイナスになります．

また，ファンデーションをつける指やスポンジを何度も肌にあてると，1度のせたファンデーションが指やスポンジのほうに付着してしまうので注意します．ファンデーションを肌に置くようにのせていき，全体にのせ終わったあとに，ムラになっているなど気になる箇所はスポンジをあてて整えます．このあとのプロセスであるパウダー以降は，基本の方法と同じです．

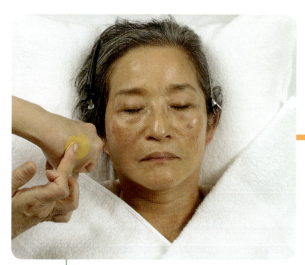

写真9-① 黄色のファンデーションを顔になじませる

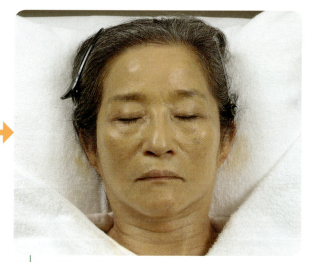

② 赤味を加えた肌色のファンデーションをつける

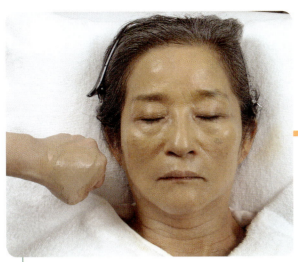

③ 写真②の上にリキッドファンデーションを重ねづける

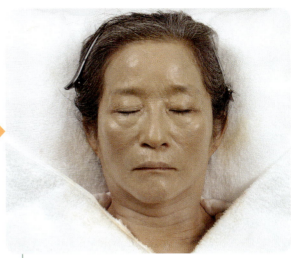

④ 完成

死後の身体変化 ⑦ 黄疸のある肌の変色

■黄疸のある肌の変色の経過

黄疸のある肌は，以下のように変化します．

臨終時：黄色
↓
死後24時間から36時間ほど：淡緑色
↓
死後36時間から48時間ほど：淡緑灰色

黄疸のあるご遺体
↓
ビリルビン色素の酸化が亢進
↓
顔全体に強いくすみが現れる
（とくに眉毛，ひげ，毛の生え際）

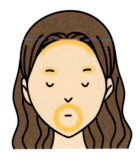

眉もカットしたり剃ったりしたとしても毛根が残っているため，時間が経過するとカットした部分や剃った部分の地肌がくすみ，眉が太くなる．女性でも鼻下や口周辺にはうぶ毛（毛根）があるため，女性も口周囲に現れるくすみに注意を要する（図1）．

図1　黄疸の出やすい箇所　　　文献1），p18より改変

閉眼しない

　まぶたが閉じていないと，眼球表面の乾燥が急激に進みます．眼球表面の外気に触れている部分は，乾燥が進むとかさかさするだけでなく変色も伴います．顔面では，露出した眼球表面は口唇とともに最も乾燥が進みやすい箇所です．

　眼の様子は顔の印象を大きく左右しますので，できるだけ閉じる対応をします．ただし，ご家族のなかにはまれに「薄目が開いていたほうがよい」という思いの方もいますので，その場合には，乾燥の説明をして，よく相談しながら進めます．

1 まぶたを手で閉じる方法

　まぶたは，手で撫でおろすように閉じます．まぶたが開いていると刻々と眼球表面が乾燥しますので，臨終の告知を行ったあとまぶたが開いている場合は，お過ごし（お別れ）の時間のために退出する前に，ご家族に了解を得るしぐさあるいは声をかけて，**写真10**のように閉じます．

　写真10の方法で閉じない場合には，早めにご本人とご家族だけでお過ごしいただくために，しっかりとした対応はエンゼルメイクの場面で行うことにします．

　顔をマッサージしているとこわばりが緩み，額から撫で下ろす手つきをすると自然にまぶたが閉じることがあります（**写真11**）．顔の扁平化（p97参照）が進む時間帯でもあり，臨終の告知の時点では閉じづらかったが，このタイミングなら閉じるということもあります．

　ご家族と相談し，お過ごし（お別れ）の時間のあいだは応急的な対応として眼球表面に油分（ワセリン，クリームなど）を塗布するか，オリーブオイルを点眼するなどの対応をします（**写真12-①**）．眼の部分に布類（ガーゼやハンカチ）をのせて外気を遮断するのもよいでしょう（**写真12-②**）．ただし大切なお過ご

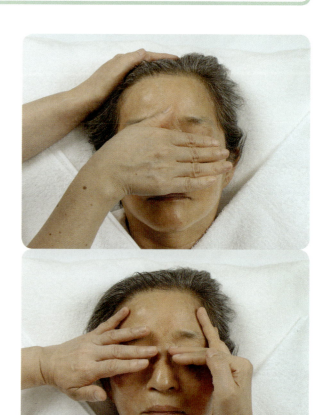

写真10 | 手で撫で閉じる

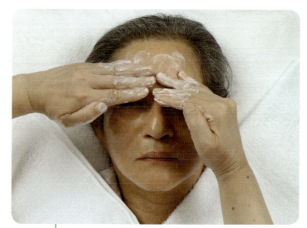

写真11 | 顔のクレンジング・マッサージしながら撫で閉じる

写真12 まぶたが閉じない場合（油分を使用する・布類でカバーする）

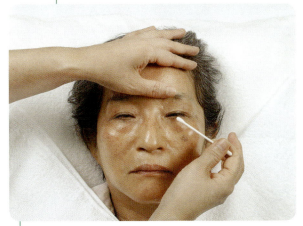
①露出している眼球表面に油分を塗布する

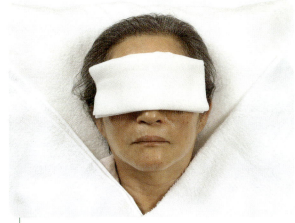
②布類を折りたたんでのせる

し（お別れ）の時間に眼の部分が布で覆われていることを，ご家族は残念に感じるかもしれません．

この段階でしっかり眼を閉じる対応をしてほしいとご家族が希望する場合には，眼内ケアをして，二重まぶたをつくる化粧品を使用する方法（**写真13**）などで眼を閉じるケアをしましょう．実施の際は，ご家族の了承を得てから行います．上下まぶたの縁に液を塗り，塗った部分に2，3回手で風を送ったあと，静かにまぶたを閉じます．まぶたが自然に密着し，やり直すこともできます．

かなり以前に，閉じないまぶたをセメダインでつけたケースがあると聞きました．物に使う接着剤にはご家族は抵抗感をもつと予想されますし，一度接着すると固定されてしまうため，その後，顔面が微妙に変化した際に目元がひきつれてしまうおそれもありますので，使用は絶対に避けます．

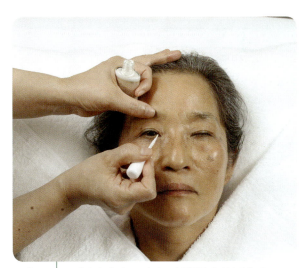
写真13 二重まぶたをつくるのり製品を使用する

2 ティッシュペーパーやガーゼを使用する方法

従来の指南書には，小さく切ったティッシュペーパーかガーゼをまぶたの内側にはさみ，その摩擦を利用して閉じる方法が紹介されていました．

ご家族に説明をして了承を受け，ご家族の目の前で実施する方針のエンゼルケアにおいては，この方法は

死後の身体変化 ⑧ 顔の扁平化

■顔の扁平化が起こる要因
臨終によって中枢神経支配が消失し，重力の影響で顔の筋肉に死後硬直が起こるまでのタイミングに下垂します．それによって顔の扁平化が起きます．

眼の中に異物を入れる印象があり，ご家族から「痛そう」という声が聞かれたケースもあり，お勧めできません．

また，この方法は何も入れない方法に比べて，臭気を助長する可能性が高くなると考えられます．

3 眼球を臓器提供した場合

眼球の摘出は手術室で医師が行い，摘出後は医師が自然なまぶたのふくらみをつくります．

ケアのポイントは，自然なふくらみに整えた際に，ご家族に入室していただき，必ずその方らしいかどうかを確認していただくよう配慮することなどです．

＊

参考までに，遺体の防腐処理・修復を目的として行われるエンバーミングサービスでは，まぶたが開いている場合の対応として，まぶたのカーブをかたどり，表面がギザギザ（まぶたが開かないよう）になっているグッズを使用することがあるようです．

口が開く・閉じない

口が開いたままの場合，以下のような点に配慮しつつ対応する必要があります．
- 口腔内が外気に触れて乾燥が進む
- 口が開いたまま死後硬直が始まり進む
- 不穏な印象をもたらす場合がある

1 口を閉じる場合のポイント

- 口を閉じるために包帯で縛るなどの対応は，圧迫部の皮膚がいたんでしまうなどの悪影響（p40参照）をもたらすため絶対に避けます．
- ご家族は，必ずしも「閉じてほしい」というわけではありません．ご家族のご希望をうかがい，相談しながら対応していくことが大切です．
- エンゼルメイク時には自然に口が閉じていても，死後硬直が進んだあと弛緩状態となり，口が開いてくる場合があることもご家族に説明します（「ご家族向け文書」〈またはパンフレット〉に記してあれば，可能な範囲でよい）．ご家族は口が開いてきたことに非常に困惑する場合があります．
- 入れ歯の装着によって，口が閉じやすくなる場合もあります．

2 口を閉じる方法

①枕を高くする＋顎下にタオルをあてる

枕をやや高くして，タオルなど布類を丸めて顎下にあてて，口が閉じるようにします．このとき枕を高くしすぎないようにします（**写真14**）．高くすぎると首が屈曲し，体液が重力にしたがって下がっていくのを妨げ，局所的浮腫などにつながる可能性があるからです．顎下にあてるタオルなどの布類はややハリのあるタイプがベストです．

ご家族に「2，3時間後には顎の部分が固くなり，お口は開かなくなると思いますので，そしたらタオルを外していただき，枕の高さも変えて大丈夫ですよ」と説明するとよいでしょう．

②入れ歯安定剤を使用する

顎は口が閉じる位置にあるものの，上下口唇がとどかず口が開いてしまっている状態のときの対応としてご紹介します．

口腔ケアが済んだあと，歯の表面に入れ歯安定剤を

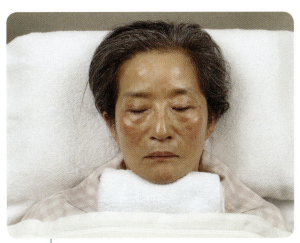

写真14 | 枕をすこし高くする＋顎下にタオルをあてる

薄く伸ばし，その部分が接する口腔内にも薄く伸ばし，上下の口唇が接するように閉じ，すこしの間，押さえます（**写真15**）．ただしこの方法は，歯ないし入れ歯がある方の場合に限られます．

　ご家族に「お口がすこし開いておりますので，それを閉じるために入れ歯の安定剤をお口の中に塗る方法がありますが，それを行ってよろしいですか？」というように確認します．

③チンカラーを使用する

　エンゼルメイク専用のグッズ「チンカラー」の使用も一案です（**写真16，17**）．ただし，顎下から首を圧迫することなり，p40 **図4**のように局所的浮腫をもたらすことがあるため，その点を注意しながら使用することになります．

　チンカラーはヨーロッパから輸入販売されています．サイズにはMとLがあり，日本人にはMが合う場合が多いようですが，大柄な方や首の太い方に無理にMサイズを装着し局所的浮腫などをもたらしたケースもありますので，体型にあったサイズ選択が必要です．

　写真14の方法で口が閉じにくい場合で，ご家族がぴたりと閉じてほしいと希望される場合に，チンカ

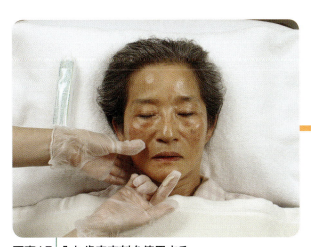 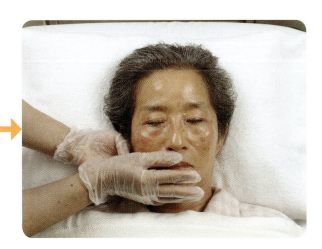

写真15 | 入れ歯安定剤を使用する

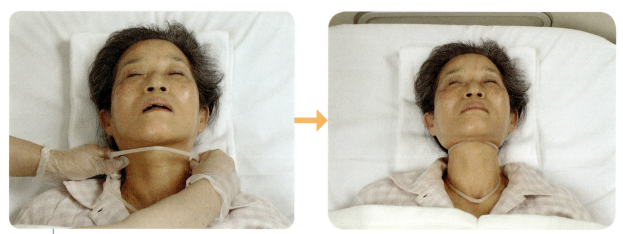

写真16 チンカラーを使用する

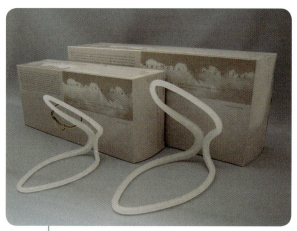

写真17 チンカラー（M，L）

サンプル希望など問い合わせ先：株式会社 M2 コーポレーション　チンカラー事業部　http://sozoku.dreamblog.jp/
電話：03-5954-2378／FAX：03-6697-2522

ラーを紹介して，使用するかどうか相談します．

　ご家族によっては，「苦しそう」という印象をもたれる場合もあります．ご家族に「顎を支えるようにしてお口を閉じる式の，このようなものもあります（チンカラーを人形に装着している写真をお見せするか，チンカラーを看護師自身の首にあてるような仕草をお見せする）．このように装着するものです．顎から支えますからぴたりとお口は閉じると思います．ただ，浮腫の原因になったり，長くあてていると肌にあとがついたりしますので，早めに外したほうがよいかもしれません」とご説明します．

　ご家族が「どうしたらいいのか，わからないわ」と決めかねている場合，「では，お帰りになるまでのあいだだけ装着し，お帰りになったらタオルなどをあてるやり方にしてはいかがでしょうか」などと提案して相談します．

入れ歯が入らない

　歯は，容貌の印象を左右する部分の1つです．また，ご家族からは「歯がなくては食いしばれなくてかわいそう」などと，歯がないことを残念に思う言葉がしばしば聞かれます．

　口腔内が変形しており，改めてご本人の入れ歯を装着しようとしても困難な場合があります．また，何年も入れ歯もない状態だった方もいます．それでも歯を入れられるものなら入れてあげたいと願うご家族は少なくありません．

　これまでは歯の代わりとして綿を入れることがありましたが，それはお勧めできません．綿は口腔内の臭気発生を助長しやすく，また自然に歯の容積分を補うことが難しいからです．

1 入れ歯を入れる際のポイント

- 口腔内を傷つけないよう，本人の入れ歯でも無理に装着しないようにします．ご家族にそのことを説明して，入らなかった入れ歯は大切にご家族にお渡しします．
- 本人の入れ歯が口腔内にフィットせず，入れ歯が突出しているような状況だとしても，ご家族はご本人の入れ歯を入れてあげたい場合がありますので，ご希望をよく確認し，尊重します．
- エンゼルメイク専用に開発された義歯もあります．一般の方を対象にエンゼルメイクの講座を行うと，最も関心が集まるのがこの商品です．

2 入れ歯の入れ方

ご本人の入れ歯装着を再試行

　上顎側の入れ歯を先に，口を横に開いて再度装着を試みます（**写真18**）．上顎側が装着できたら，次に下顎側の入れ歯を入れます．

エンゼルメイク用義歯の使用

　口腔ケア後，エンゼルメイク専用に開発された義歯（エンゼルデンチャー）を装着します（**写真19，20**）．
　エンゼルデンチャーは，やや小さ目に作製されており，上のみ，下のみ，あるいは一部分のみなど必要な

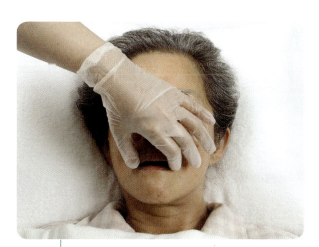

写真18｜本人の入れ歯装着を再試行

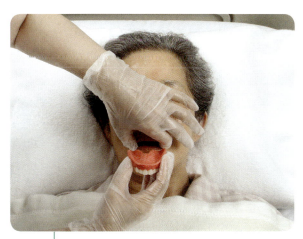

写真19｜エンゼルメイク用義歯の使用

形で使用します．パラフィン，ワックス，色素でできており，上顎・下顎に分かれています．歯茎部分は指で曲げることができ，切ったり変形させることが可能です．

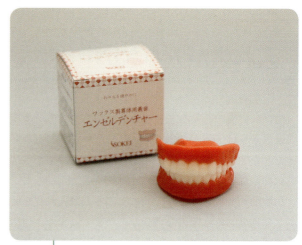

写真20 エンゼルデンチャー
発売元：株式会社 素敬
http://www.sokei.jp

鼻出血・耳出血

エンゼルケアの最中に鼻出血，耳出血が生じる，あるいはすでに生じている場合があります．生前とは血液の状態が激変し，ご遺体は止血しづらい状態となります（p37参照）．

よって生前のような圧迫止血は望めず，起きている出血は一定時間続くことが多いです（どのくらいの時間かは予測できません）．

1 鼻出血・耳出血対応のポイント

- 出血を助長する体位をできるだけ避けます．鼻出血の場合は枕を低く，右耳出血の場合は右耳を高めになどと重力の影響を配慮して判断します．
- 出血への対処法をご家族によく説明します．口頭だけではなく「ご家族向け文書」（またはパンフレット）にも盛り込みます（付属の「ご家族向けパンフレット」p16参照）．
- ふいに血液が流れ出て衣服が汚染したりしないような対応を考えます．
- ご家族がつらい思いをしないよう，出血は異常事態ではないことを説明し安心していただきます．
- 出血はやがては必ず自然に止まることを，忘れずにご家族に説明します．

2 体位への配慮

鼻出血の場合

枕を外す，あるいは枕を低くします（**写真21**）．大きな効果を期待することはできませんが，枕を低くしないときと比べて，重力の影響から出血を少なくする環境にすることができます．

耳出血の場合

こちらも重力の影響を考えて，出血しているほうの耳が高くなるようにします（**写真22**）．両耳から出血している場合は，顔を天井に向けます（**写真23**）．

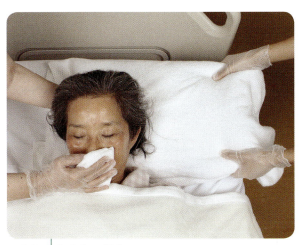

写真21 | 鼻出血の場合

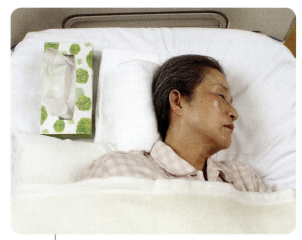

写真22 | 耳からの出血の場合

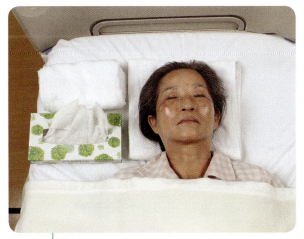

写真23 | 両耳からの出血の場合

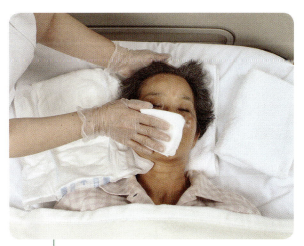

写真24 | 紙類，布類をあてる

3 出血への対応

紙類，布類をあてる

　流れ出る血液を吸い取る目的で，紙類（ティッシュペーパー，適切なサイズに切った紙おむつなど），布類（タオルなど）をその部位にあてます（**写真24**）．皮膚をいためないよう，圧迫したりこするように拭いたりせず，手袋を着用してそっとあてます．紙おむつを使用する際には，ご家族に説明し使用の了承を得ます．

出血の勢いを抑え，衣類の汚染を防ぐ

　綿は栓の役割はしませんから，詰めても血液をせき止めることはできません．ただ，綿に染み込んでしまうまでは，多少のワンクッション（あてる紙類や布類を手にとる程度の猶予）になりますから，ふいにつつっと流れ出すのを押さえることが期待できます．

　たとえば，退院で自宅までの移送の際に勢いよく流れ出はじめた場合に綿で多少抑えることができると考え，ご家族に相談したうえで鼻孔や耳孔に詰めます．その際，必ず攝子を使います．ただし出血量が多い場合は，綿を詰めても綿がすぐに血液を含んでしまい効果は期待できません．

ご家族には「出血を綿で止めることはできないのですが，これからお帰りの際に，つつっと出血した場合，その勢いをすこし抑えることができ，お召し物が汚れたりするのを避ける方法です．もちろん詰めなくてもしっかりタオルをあてていればよいでしょう．いかがいたしましょうか」とご提案します．ご家族によって「じゃあ，詰めてください」「苦しそうだからしなくていいです．押さえています」などといったご希望どおりにします．

るいそう

含み綿で，痩せた部分にふくらみをもたらすことは，基本的にはしない方向で検討します．その時間を，含み綿以外のエンゼルメイクに使います．

1 含み綿を使わない理由

- ほおやまぶたを綿で自然にふっくらさせるのは難しく，ほおは飴を含んだようになってしまい，まぶたは凸凹になりがちです．
- ほおやまぶたをふっくらさせたとしても，こめかみ部分には綿を入れることができず，かえってバランスが悪くなります．主に葬儀分野において，こめかみ部分にふくらみをもたらす液体の注射が実施されることがありますが，医療現場での実施については専用の物品も必要なため一定の検討が必要です．
- 家族は痩せた外見をそばで見てきたためか，エンゼルケアの段階で急に「顔をふっくらさせてほしい」と強く希望することはまれです．エンゼルケアは基本的にご本人と家族に向けた看取りの場面としての対応の時間帯であり，儀式の準備として，大勢の参列者に対面することを意識する段階ではないという考え方をします．
- 無理にふくらみをもたらすための含み綿を行うより，大切にていねいにその人らしさや家族の希望に沿うほうが，家族の得心につながると考えます．

＊

しかし，絶対に行わないほうがよいというわけではありません．ご家族からの希望があった場合など，こめかみ部分にふくらみをもたせることはできないことはないことを説明し，相談しながら実施することは可能です．逆に，家族の了承を得ずには行わないというのが大事な点です．ご家族が「眼に綿を詰めたら痛そう」と感じる場合もあります．

2 るいそうへの対応のポイント

- たとえば手をきれいに手入れしていた方なら，手浴をしたり，手をクレンジング・マッサージしてファンデーションを塗ったり，指先に赤味を入れたり，マニキュアをつけたりなどをご家族に提案して実施します．

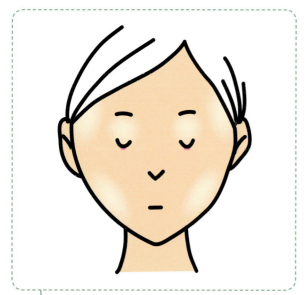

図2　メイクで顔痩せを目立たなくするために明るい色を使う部位

- 顔のメイクの際,痩せが気になる部分に一段明るい(赤系ではなく白系の)ファンデーションを使ったり,あるいはハイライトカラーのパウダーを使ったりすると,ややふっくらとした印象となります(**図2**).
- 顔をふっくらさせてほしいとエンバーミングサービスに依頼があるのは,親戚の方などが集まった際の「そうしたほうがいい」という意見がきっかけになる場合が少なくないようです.エンバーミングサービスに関する情報を,「ご家族向け文書(またはパンフレット)」に盛り込んでおくとよいでしょう.また,エンゼルケア時に家族から「どうしても,元気なころのような顔にしたい」と相談を受けたら,情報提供します(地域によってサービスを利用できない場合もあるので,あらかじめ調べておくとよい).湯かん・納棺サービス関係者がふっくらとさせる技術をもっている場合もあるため,葬儀社のサービスを受けている場合には,「葬儀社の方に相談してみてください」とつけ加えるのもよいでしょう.

引用文献
1)伊藤茂:ご遺体の変化と管理,照林社,2012

2 頸部

気管切開部

気管は，胃腸とともに腐敗が進む肺と直結している部分であり，切開部から異臭を放つ可能性があるためしっかり密閉します．

1 対応のポイント

- 痰など分泌物の吸引は粘膜を傷つけないように配慮します．皮膚とともに内臓も刻々と脆弱になっており，傷つきやすい状態です．傷つくと出血する可能性があります．
- 生と直結するイメージの呼吸にかかわっていた部分のため，ご家族にはとくにていねいな言葉かけを行います．
- エンゼルケア時の着替え用衣類のご準備について声かけをする際に，気管切開部がカバーできるような衣類（スタンドカラーやワイシャツなど）やスカーフなどのご準備についても相談することを，看護計画に入れておきます．

2 対応の手順

①お過ごし（お別れ）の時間の直前に，気管切開部の蛇腹チューブを外した上に乾燥防止として覆ったガーゼを外します（**写真 25-**①）．ご家族へは，「のどの部分をきれいにしてテープなどで閉じたいと思います」と説明するとよいでしょう．
②「対応のポイント」にも記したように，粘膜を傷つけないように静かにそっと痰を吸引します．吸引は何度も行わないようにします（**写真 25-**②）．ご家族へは「気管が傷つきやすくなっておりますので，さっと静かに吸引させていただきます」などと説明するとよいでしょう．
③腐敗の進行によって肺から臭気が発生しやすいので，気切部は密閉し臭気がもれないようにします．テープ類が密着しやすいように，速乾性のあるアルコール綿で創部とその周囲を清拭します（**写真 25-**③）．ご家族に説明する際は「今後，発生すると思われるにおいがもれないよう，よく拭いてテープ類を貼らせていただきます」などがよいでしょう．
④切開の創部を傷口が閉じるようにぴたりと合わせて皮膚接合用のテープ（3Mネクスケア™ステリストリップ™6ミリ幅前後が使用しやすい）を貼ります（**写真 25-**④）．その際は傷口に対して垂直に貼ります．縫合する場合には，皮膚接合テープを使用する前の段階で行います．あるいは，縫合するのではあれば皮膚接合用テープをはぶいてもかまいません．ただし生体のように皮膚は生着しないので，縫合後に皮膚接合用テープを合わせて使用すると密閉を保つ力は強いといえます．
⑤密閉の強化と創部を外気から遮断して乾燥を防ぐ目的で，④のあとにフィルム剤を貼ります（**写真 25-**⑤）．
⑥創部を目立たなくするため肌色に近い不織布テープ（3M™マイクロポア™サージカルテープ，優肌絆不織布［肌］など）か，絆創膏などを貼ります（**写真 25-**⑥）．そうすることで，そのあとにファンデー

ションで整える場合にも，行いやすくなります．ファンデーションを使う場合は，顔やほかの首の肌色に近づけてクリームファンデーション，パウダーファンデーションの順に行います．

⑦場合によってはスカーフなどでカバーします（**写真26**）．

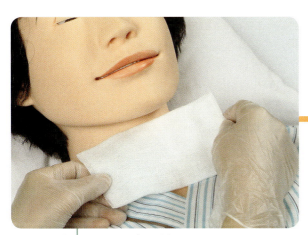

写真25-① 気切部のガーゼを外す

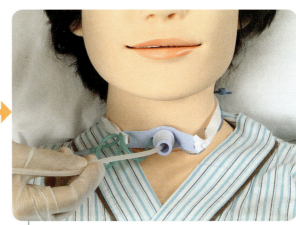

② そっと吸引する

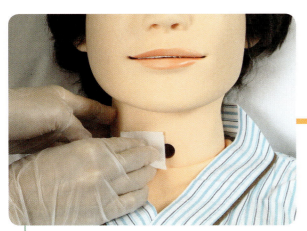

③ 創部およびその周囲をアルコール綿で清拭する

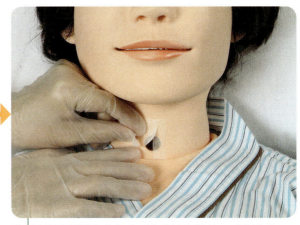

④ 切開の創部を合わせて皮膚接合用テープを貼る

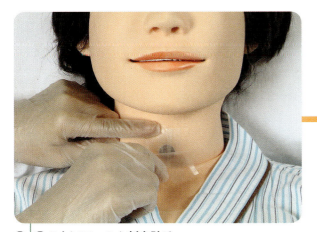

⑤ ④の上にフィルム剤を貼る

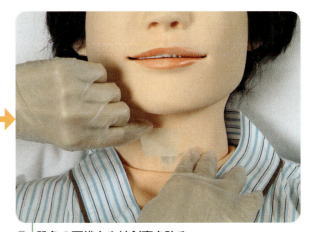

⑥ 肌色の不織布や絆創膏を貼る

頸部表皮剥離・圧迫痕

表皮が失われていない圧迫痕に対する対応と表皮剥離している場合との対応に分けられます．

縊死の場合は検死のあとの対応となり，時間の経過によって乾燥が進み革皮様化してしまうため，顔と首（傷を避けながら）のクレンジング・マッサージ，むしタオル，乳液のあとに頸部の傷の部分の処置をしてから顔のエンゼルメイクの続きを実施します．

1 対応のポイント

● 頸部はその後に衣服を着替えたり，整え直したりする可能性もあるため，テープを幅広く貼ってしまわず，できるだけ最小限にします．

2 対応の手順

①顔と首のクレンジング・マッサージ
頸部の傷の周囲などもていねいに汚れを落とします．

②むしタオル
顔のほかに，頸部の傷以外の部分にも十分にむしタオルを使用して，汚れをとると同時に保湿します．

③乳液
縊死の場合は乾燥がかなり進んでいると考えられるため，顔，頸部に乳液をたっぷり使います．化粧水をたっぷりなじませ，その上にクリームで油分のふたをするやり方もよいでしょう．

④表皮剥離部の対応
p87の「顔面裂傷への対応の手順」❹〜❼を行います．

⑤表皮剥離のない圧迫痕への対応
圧迫痕の部分の皮膚変色が赤味のあるものなら，赤系クリームファンデーションを馴染ませたうえに肌色ファンデーションをのせます．赤味のない圧迫痕には，黄色のクリームファンデーションのあと肌色ファンデーションを使います．そのあとパウダーで整えます．

濃い変色の場合には，ファンデーションを薄く肌にのせるのではなく，油絵の絵の具を盛るようにたっぷりとのせます．

⑥エンゼルメイク
頸部の傷の部分の整えが済んだら，顔と残りの頸部にファンデーション以降のメイクを行います．

⑦スカーフなどの使用
前述のカバーをすることで傷は見えなくなっても，元どおりにはなりません．ご家族と相談し，ご希望があればスカーフなどを使うのもよいでしょう．傷の部分には，フィルム剤やテープのみで，あとはスカーフなどでカバーするのもよいでしょう（**写真26**）．

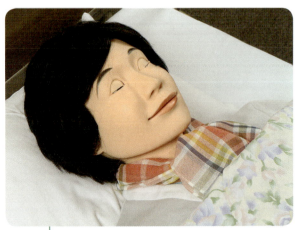

写真26 スカーフが準備されていたら使用してカバーする

3 胸部

中心静脈カテーテル（CV カテーテル）

第2章の5「点滴など医療器材の取り外し」（p34～）を参照します．

皮下埋め込み型ポート（CV ポート）

第2章の5「点滴など医療器材の取り外し」（p38）を参照します．

ペースメーカー

　最近では，ご家族が「そのままにしてほしい」「もう切るのはかわいそうだから」とペースメーカーの摘出を希望せず，そのご家族の希望に沿う方向も出ています．
　摘出しなかった場合，火葬の際にペースメーカーが破裂して大きな破裂音がしたり，火葬炉の損傷，火葬スタッフの受傷，ご遺体の骨の損傷などといった問題が指摘されています．そのため，火葬場のなかには，ペースメーカーを摘出していない方の火葬は引き受けないとしているところもあります．
　破裂しないとするペースメーカーが使われるようにはなりましたが，それでも型式などをその場で確認するのは難しいため，ペースメーカーを摘出していない場合には，破裂する可能性はゼロではないと考えたほうがよいでしょう．
　留意したい点は，ペースメーカーを摘出しなかった場合にはご家族から火葬担当者に必ずそのことを伝えていただくように説明することです．エンセルケアの段階で火葬のことを話しにくい雰囲気がある場合は，「ご家族向け文書」（またはパンフレット）にしっかりと明記し「必ずお読みください」と念を押してお渡しします．また，確実に火葬場に伝えていただくように，ご家族お1人ではなく数人の前で説明するのもよいでしょう．
　ペースメーカーにまつわることは個人情報ですから，看護師から直接，お迎えの葬儀関係者の方には伝えず，必ずご家族から葬儀関係者や直接火葬場の担当者に伝

えていただくようにします．

また，ご家族によっては，摘出したペースメーカーを遺品として持ち帰ることを希望される場合がありますので，その場合には，よく洗浄・消毒（ステリハイドなど）し，大切にお渡しします．

病理解剖後の創部

病理解剖後の切開部が太い糸で縫合されているのは，生体と違い合わせた切開部が生着しないため，しっかりと糸の力で合わせる必要があるからです．

まれなケースだと思われますが，切開部が開いてしまい体腔内に詰めたもの（紙類や綿花など）が見えていたという話を聞いたこともあります．

ご遺体は乾燥傾向にありますが，病理解剖が済み創部を閉じる前に体腔には紙類などが詰められることが多く，さらなる乾燥傾向になると考えられます．

腐敗の進行については，腐敗が始まり広がる胃腸や肺がないため，病理解剖をしていない方に比べてかなり緩慢になると考えられます．

1 対応のポイント

- 切開部分の乾燥防止のために，外気を遮断するテープあるいはフィルム剤で縫合部分をカバーするように貼ります．その上に傷を目立たなくし切開部分の接合保持を強化するために，肌色の幅広テープを貼ります．
- 全身の皮膚の乾燥傾向が強いと予想されるため，清拭をする場合は清拭後，できる範囲で露出する部分にはとくに油分をたっぷり塗布します．ご家族にも乾燥しやすいことを伝え，口唇などに乾燥を感じたら適宜，リップや口紅を重ねるよう説明します．また，その旨を「ご家族向け文書」（またはパンフレット）にも盛り込みます．
- 頭部に切開部分がある場合は，両耳後部など可能な範囲で目立たない色と幅のテープを貼ります．

4 腹部

人工肛門（ストーマ）

第1章の3「医療処置的な対応について判断するための5つの視点」(p14)で記したように，あらかじめ職場のスタンスを整理しておき，そのうえでご家族の意向をうかがって相談し，対処法を決めます．

1 対応のポイント

- これまでと同様のパウチ交換を行う場合，その後のご家族の対応法（腐敗の進行によりガスや便がたまる可能性があり）について説明を行います．あるいは「ご家族向け文書」（またはパンフレット）に説明を盛り込みます．

2 対応の手順

①パウチを皮膚に負担のないようにていねいにはがします（**写真27-**①）．
②粘膜周囲を泡ソープか泡立てた石けんで洗浄します．皮膚が脆弱なためガーゼなどではこすらないようにします（**写真27-**②）．
③泡を拭きとるか洗い流します．その後，パウチがしっかり密着するように，ガーゼをあてて水分を吸収します（**写真27-**③）．
④パウチを貼ります（**写真27-**④）．仰臥位のままなので，便が流れ出る可能性を考えて，パウチは脇腹方向に垂らして貼ります．
⑤「なかったように閉じてほしい」というご家族の希望

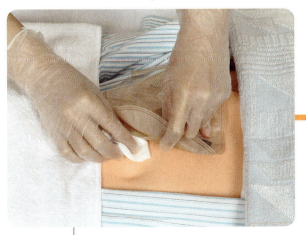

写真27-① パウチをはがす

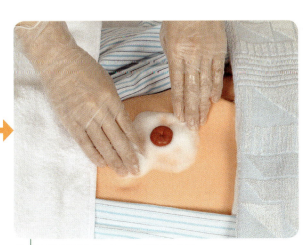

② 粘膜周囲を泡ソープで洗浄する

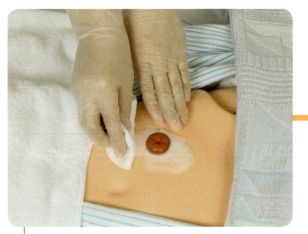
③ 泡ソープを拭きとる

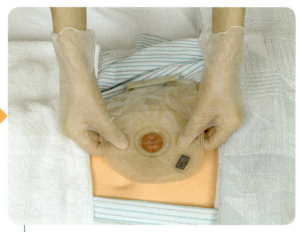
④ 新しいパウチを貼る

に応じる場合は，医師が粘膜部分を埋没させたあと縫合します．また粘膜部分を埋没させ，縫合の代用として皮膚を合わせて皮膚接合用テープなどを貼り，その上からもれ予防にフィルム剤を貼るなどの方法も一案です．

胃ろう

ご家族の意向をうかがい，相談のうえ，対応法を決定します．相談の際，バルーン型の場合は抜去が容易ですが，バンパー型は難しく抜去しない方向が現実的であることをご家族に説明します．

1 対応のポイント

- 腐敗が始まる部位である胃と直結しているため，胃ろう孔から臭気がもれる，あるいは胃ろう孔のあたりの腐敗変性によって臭気が発生することがあるため，器具を抜去しない場合でもフィルム剤で密閉します．
- 器具を抜去しないままの場合，器具はシリコン製やポリウレタン製でその後の火葬には問題ないと考えられますが，念のためご家族から火葬のご担当者に伝えたほうがよいことを説明します．

2 対応の手順

バンパー型器具を抜去しない対応

①器具の周囲を泡ソープで洗浄します．皮膚と器具とが接している部位もていねいに洗います（**写真28-**①）．
②泡を拭きとり，皮膚にガーゼをあてて水分を吸収します．器具と皮膚の接している部分もガーゼをあててよく水分を吸収させます．器具のふたの水分はよく拭きます（**写真28-**②）．
③器具の凸部の分を考慮して，大きめのフィルム剤を隙間のないようにしっかり貼ります（**写真28-**③）．

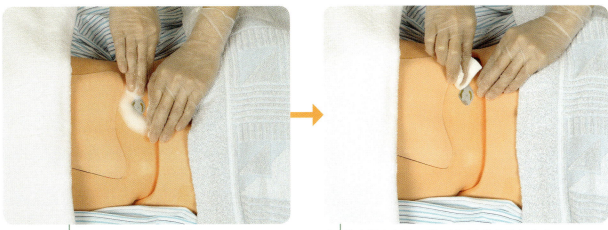

写真28-① 器具の周囲を泡ソープで洗浄する

② 泡を拭きとり,ガーゼで水分を吸収する

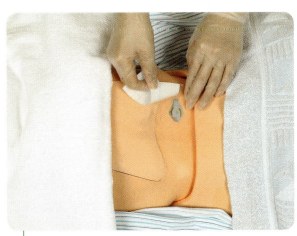

③ 大きめのフィルム剤を貼る

5 陰部・殿部

尿道口

　膀胱留置カテーテルが入っている場合は，軽く吸引して出る分のみ尿を排出させ，カテーテルを抜去します．軽く吸引する理由は，強く吸引して膀胱を傷つけないためです．また膀胱部を圧迫して尿を排出させることはしません．死後の内臓は脆弱化が進むため圧迫などは損傷につながる可能性があると考えるからです．
　また，膀胱内に溜まっている尿を新たに導尿してまで尿を排出しなくてもよいとも考えます．
　尿もれの心配がある場合には，尿パッド，紙おむつなどをあてます．

腟口

　分泌物や出血がある場合，これまでは綿を詰める対応をすることもありました．しかし綿は栓の役割をせず，綿にしみた分以外は出てきます．
　また綿詰めをした場合，のちに血液や分泌物を吸収した綿から臭気を発する可能性があります．その詰められた綿をご家族は取り去ることなどはできませんから，腟から分泌物や出血がある場合はそれを吸収するパッドや紙おむつなどをあてるほうが，のちに取り換えやすくてよいと考えます．

肛門

　綿は栓の役割を果たさないため，便がもれる場合，それを抑えることはできず綿詰めの意味はありません．便がもれやすかった方や時間が経ち腐敗が進行して圧が高まった場合，便がもれる心配があります．
　それに向けた対策として，紙おむつを肛門に隙間なくあてます．そのほうが栓のような役割を果たすからです．もし便で汚れた場合は，紙おむつを取り替えます（付属の「ご家族向けパンフレット」p16〜参照）．

1 下腹部を圧迫して便を排出する行為は NG

　「尿道口」のところでも触れていますが，腸も刻々と

脆弱となるため，圧迫することは損傷につながる可能性があると考えます．腸の走行に沿って圧迫すると，少量の便が出ることがありますが，その分腐敗を抑えることができるといった効果は期待できません．

また臨終直後は弛緩して便がもれることがありますが，その後は，腸の蠕動運動や排便のための反射がなくなるため，腐敗が進んだ際にもれ出る場合以外は，基本的には便は外に出ないと考えてよいでしょう．つまり便もれ対策は，腹部冷却が有効だといえます．

仙骨部褥瘡

褥瘡部は生前よりも細菌が増殖しやすくなり，臭気が発生しやすい箇所です．

また仙骨部など，仰臥位の際に下部になる箇所にあり浸出液が流出する段階の褥瘡では，臭気を伴う浸出液が染み出る可能性が高くなるため，ステージⅡ以上は密閉します（**写真29**）．

1 対応のポイント

- 処置の際に側臥位に体位変換するため，鼻，口，耳などからの漏液の有無を確認しながら進めます．
- ご家族はご覧になりたい場合以外には，ベッドサイドの椅子など褥瘡が見えない位置でお待ちいただきます．
- 褥瘡や身体の中からの腐敗の臭気は，適切な対応をしていても発生してしまう場合があります．それによって，コバエなどの虫が寄ってくることがあります．これは死後の対応が不備なためではなく，単に臭気に寄ってきただけです．虫よけなどで対処しましょう．

2 対応の手順

仙骨部褥瘡（ステージⅣを例に）

① 側臥位をとり，あててあったものを外したら，洗浄した液を受けるための防水布（紙おむつ）を敷きます（**写真30-①**）．

② 泡ソープで褥瘡やその周囲をていねいに洗います．薬剤などのぬめりはこのあとのフィルム剤が密着しにくくなるため，よく洗います（**写真30-②**）．

③ 水で洗い流します（**写真30-③**）．

④ ガーゼなどで水分をよく吸い取ります（**写真30-④**）．

⑤ 患部の大きさ，深さを配慮して，フィルム剤で貼った際に平らになるようにガーゼをあてて，隙間をつくらないようにしながらフィルム剤を貼ります（**写真30-⑤**）．フィルム剤の代わりに家庭用のラップを使用してもいいでしょう．

⑥ 大きめのフィルム剤を貼り密閉することで，もれのリスクを低くします（**写真30-⑥**）．

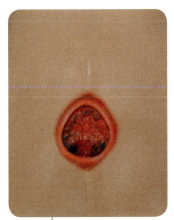

写真29 ステージⅣの褥瘡
ステージⅡ以上は密閉する（提供：京都科学）

写真30 | 褥瘡への対応

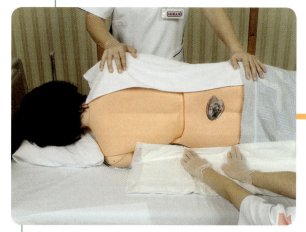

①洗浄液を受ける防水布（紙おむつ）を敷く

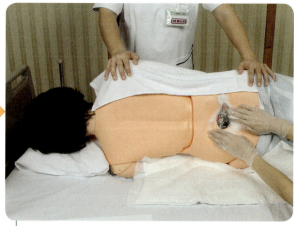

②泡ソープで褥瘡と褥瘡周囲を洗う

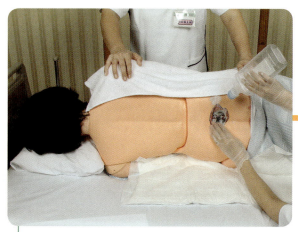

③水で洗い流す

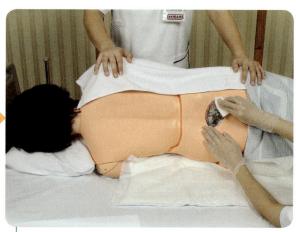

④ガーゼで水分を拭き取る

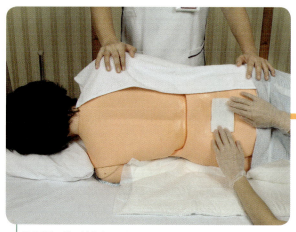

⑤患部にガーゼをあてる

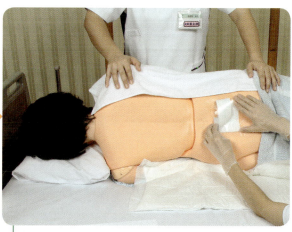

⑥大きめのフィルム剤を貼る

6 四肢

リンパもれ

　リンパ浮腫のある上肢あるいは下肢の皮膚からリンパもれがあった方は，臨終後ももれが続き納棺後も続くケースがあるようです．

　またリンパ浮腫の部位はもともと皮膚が脆弱なため，臨終後はさらに弱くなり小さな摩擦でも皮膚がむけてしまうなど悪影響が生じます．

1 対応のポイント

- 生前，リンパ浮腫の改善のために使用していた弾性包帯など皮膚を圧迫するものは，使用を中止します．使用を続けると，圧迫によってその部分がいたむ可能性が高くなります．
- リンパもれが続く（どのくらい続くか予測はできない）と予想されることをご家族に説明し，タオルや紙おむつで吸収し，適宜，取り換えることやその方法を説明します．
- 着替えの衣類は，上肢にリンパもれがある場合は上半身の衣類を，下肢にリンパもれがある場合は下半身の衣類を，タオルや紙おむつを取り換えることを想定したデザインのものなど提案します．上半身は腕の部分が幅広のもの，下半身は女性なら幅のあるスカート（フレア，ギャザーなど）やゆったりしたワンピースなどがこれにあたります．

*

　衣類のご準備について声かけをする際に相談できるように，できればエンゼルケアの看護計画の項目として出しておきます．また，こだわりの大切な衣類の着用は，「汚染を避けるならリンパもれが止まってからがよいのでは」とご家族に提案します．

拘縮

1 エンゼルケアではタッチせず葬儀関係者に任せる

　屈曲拘縮と伸展拘縮のうち，エンゼルケア時に対応について悩むのは屈曲拘縮が生じている頸部や体幹のほか，肩関節，肘関節，手関節，手指関節，股関節，膝関節，足関節，足趾関節などです．

　拘縮による各部の屈曲を伸ばすのはご遺体に物理的に力を加える方法となり，現在は静かに体重をかけるようなやり方で葬儀関係者が行っています．固着している部位に力を加えて行うため，ときに折れるような音が発生することもあり，実施の際にはご家族に席を外してもらうようです．

エンゼルケア，つまり医療・介護スタッフがかかわる段階では拘縮による屈曲を伸ばすことについてはタッチしない方向がよいでしょう．行うという方針にするなら，施設の倫理委員会などで十分に検討してからの実施をお勧めします．エンゼルメイクやひげ剃り，カテーテルやドレーンの抜去などについては刑法の死体損壊罪は成立しませんし，ご家族も受け入れやすい行為です．

しかし，拘縮への対応は慣例がないため，ご家族がどんな印象をもたれるかわからない面がありますし，日本のご遺体の扱いにまつわる法律は未整備な部分も多いため，法的にもどのようにジャッジが下されるかわからない面があります．

エンゼルケアでは拘縮自体に対応するというよりも，拘縮のとらえ方について次のような提案ができるとよいのではないかと考えます．

2 拘縮のとらえ方

①お別れする方たちに会うため体面上まっすぐに伸ばしたほうがよい，②棺に入らない，などの理由で，これまでは屈曲部を伸展させていたと考えますが，最近は，直葬，家族葬など簡素化の傾向にあり，①の点は気にする必要のないケースもあると考えられます．

そのためご家族には「無理に屈曲部を伸ばさなくてもよいのではないでしょうか」と提案し，「どうしても伸ばしたい場合や棺に入る際に伸ばす必要が出てきたときには，葬儀社の方にご相談ください」と話します．

7 全身

熱傷

部位や範囲，度合いなど熱傷にはさまざまな状態がありますが，可能な範囲で熱傷部分をできるだけ目立たなくし，浸出液の対応をします．

1 対応のポイント

- 熱傷部分にあてているもののその後の交換や，衣類の着脱のことなどを留意した対応をします．
- 熱傷部分以外の可能な部分のエンゼルメイク（たとえばシャンプー，手浴など）をていねいに大切に行う，あるいはご家族とともに行います．
- 紙おむつをあてた場合には，家族に渡す「ご家族向け文書」（またはパンフレット）にその説明をひとこと加えます．あるいは対応するときにご家族に声をかけられる状態であれば，紙おむつを清潔で吸収なものとして使用することの了承を得ます．

2 対応の手順

顔面など見える部分の狭い範囲の熱傷

p87の「顔面裂傷への対応の手順」の❶，❹，❺，❻の手順で行います．

広範囲の熱傷

①顔面や頭部，手など見える部分は，❶のあとガーゼや包帯で整え，体幹部分は紙おむつなどをあてて浸出液を吸収するようにします．重力の関係で身体の全面部分の広範囲の熱傷でも浸出液が浸み出して下方，つまり背部のほうに流れる可能性がありますから，それも留意して背部に紙おむつをあてるなどの判断も必要です．また広範囲で浸出液が多量に出る可能性がある場合，その後，紙おむつを交換する可能性を考え，テープで固定しないという判断もよいでしょう．

②あるいは肌にはガーゼをあて（**写真31-①**），その上にあてている紙おむつだけ交換できるように配慮するなどもよいでしょう（**写真31-②**）．肌に分厚く厳重に紙おむつなどが固定されていると，ご希望されている衣類の着衣の際に着づらくなるおそれがあります．

③また汚染を防ぐために防水シーツなどで覆うという判断もよいでしょう．ただし急場の対応としてのゴミ袋の使用はご家族の印象がよくないため，避けたほうがよいでしょう．熱傷は突然の喪失である場合が少なくないと考えられます．ご家族はたいへんナーバスになっており，万が一「ゴミ袋を使われた」という思いが残ってしまうと大変残念です．やむを得ずゴミ袋を使う場合も，それとわからない状態に加工して使用する配慮が必要です．

④範囲によっては，ガーゼや紙おむつをラップやビニールなどで覆ってテープで固定してもよいでしょう．

写真31｜熱傷への対応

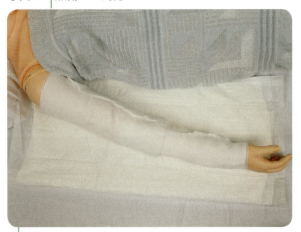
①創部にガーゼをあてる

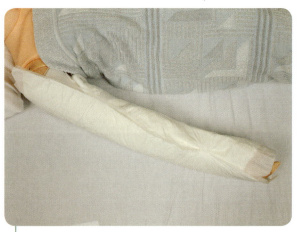
②外側の紙おむつだけを交換できるようにする

疥癬

疥癬は，①疥癬か，②過角化型疥癬かで対応が大きく違います．

1 疥癬の場合

感染の心配はなく，ほかの患者と同様の標準予防策で問題ありません．

2 過角化型疥癬の場合

こちらは感染力が強いため，とにかくはダニを内包する落屑（らくせつ）が飛び散らないように配慮することが重要です．病院や施設の場合は病室で棺に入っていただく，在宅看取りの場合も早めに棺に入っていただくなどの対応が必要です．

主治医とあらかじめ対応について相談し，看護計画にもあげておくとそのときに慌てずにすむでしょう．

肺結核

臨終後の結核患者からの結核感染は，①「ご遺体の体表面や口腔・鼻腔などに付着した結核菌」や②「ご遺体以外の周辺の物に付着した結核菌」の吸引によって起こります．

エンゼルケアの際には，①，②いずれの結核菌も体位変換や清拭，衣類の着脱，リネン類の扱いなどによって，結核菌が遊離するので注意が必要です．

ガフキー3号以上の患者のエンゼルケア時の禁忌行為として，次の5点があげられます[1]．
①胸部を圧迫する行為（放出）

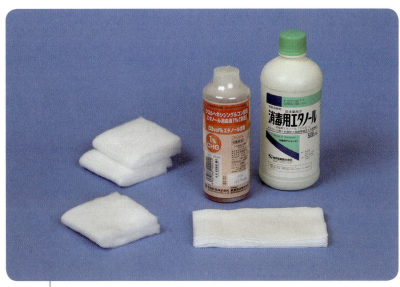

写真32 必要物品

②舌根沈下状態を取る行為(放出)
③遺体を雑に取り扱う行為(遊離)
④扇風機,エアコン,ドライヤーをあてる行為(遊離と拡散)
⑤適切な処置を行う前の遺体の移動行為(遊離と拡散)

　ここで⑤にあげられている適切な処置とは,清拭あるいは入浴・消毒などが済んでいる状態をさしています.

　菌の放出,遊離,拡散を避ける観点で,細やかな配慮が必要ということになります.よって消毒を行う際もスプレー式は用いず,消毒液を湿らせたガーゼや綿花で静かにスクラブ(撫でさする手つき)します(**写真32,33**).

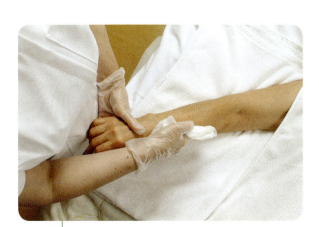

写真33 ガーゼで静かにスクラブする

引用文献
1)伊藤茂:遺体と感染症,遺体管理の知識と技術,中央法規,p19,2013

第4章

Q & A
エンゼルケア

1. 感染対策
2. 綿詰め
3. ならわし
4. コスト
5. エンゼルケア後
6. 在宅でのエンゼルケア
7. クリティカルケア領域でのエンゼルケア

1 感染対策

Q エンゼルケア時の感染対策はどのようにしたらよいでしょうか？

A 基本的に標準予防策（スタンダードプリコーション）で対応します．

1 感染リスクは時間経過とともに低下する

臨終後は，時間経過とともに感染リスクが低下していきます．病原微生物にとっての生育環境が時間経過とともに悪化するからです．臨終から24時間以上経過したご遺体では，感染リスクはさらに低下します．

また時間の経過とともに腐敗が進行した場合は，病原微生物はほとんど見られなくなり，腐敗進行とともに感染リスクは大幅に下がります．

よって，臨終後，腐敗進行による口や鼻からの漏液が見られたとき，その漏液からの感染リスクはたいへん低くなるということになります．

2 念入りな対応としての標準予防策

エンゼルケアは，臨終直後からの早い時間帯に行います．そのため生体のときと同様の標準予防策で対応すれば，十分ということになります．また，その後，ご家族がご遺体に触れることを前提に，「感染リスクがゼロになるわけではないので，念のための対策である」として標準予防策の方法を説明するのがよいでしょう．

ご家族への説明の仕方については，付属の「ご家族向けパンフレット」p11を参照してください．

3 キーワードは「いままでどおり」

肺結核や過角化型疥癬の場合（p120参照）は，それぞれに合った感染対策が必要になります．それ以外はB型・C型肝炎，HIV，ヤコブ病なども含めて，生前と同様の対応で問題ありません．

まれにご本人が感染症だった場合，ご家族に対して「ご遺体になると感染の危険が高くなるので，手袋やマスクをしてください」とアドバイスする葬儀関係者やナースがいると聞きます．そのような対応は，ご家族に不要な不安や恐怖をもたらし，ご家族がご遺体に触れたり着替えをすることを怖がり，ご遺体を遠ざけてしまうことにつながる場合があります．

手袋を使う場面があるのは，「亡くなったご本人が特別な状態だから」ではなく，あくまでも「どなたにも行う標準的な予防策であるから」であるとご家族に理解していただく必要があります．

4 ならわしとしての予防衣や手袋の装着と混同しない

　ほとんどの医療現場において,「死後の処置」を行う際には,予防衣,手袋,マスクを装着し,清拭用に使うバケツには「エンゼル用」などと書かれた専用のものが使われていたのではないでしょうか.このことは,多分にならわしの要素があったと考えられます.

　ならわしとしてそのように対応することに是非はなく,職場の考え方次第の面があります.どのような目的・意味合いで亡くなった方の対応をする際に予防衣やマスクや手袋を着けるのか,について職場で整理してみるとよいでしょう.

MEMO

清拭や手浴・足浴の際に混入するもの

●皮膚の保湿となるもの,アロマ効果が期待できるものを推奨

　明治時代に看護職が誕生し,看護職による死後処置が行われるようになりました.明治のころは,入院して看護職が看取る患者には伝染病の方が多かったことなどが関係して,ご遺体を消毒する方法が定着したのだろうと考えています.昭和初期,戦前頃にも死後処置の清拭にクレゾールを混入していた施設もあるようです.

　ご遺体の清拭や手浴・足浴用のお湯に,消毒薬は入れる必要はないと考えます.なぜなら亡くなった方の体表面(皮膚)の大きな問題は「乾燥傾向と脆弱化」であり,消毒薬は乾燥を助長し皮膚の刺激になる可能性があるからです.

　ですからお湯に混入するのであれば,保湿効果のある沐浴剤や入浴剤,その場面を香りによって穏やかに演出するエッセンシャルオイルなどをお勧めしています.

2 綿詰め

Q 綿詰めはしたほうがよいのでしょうか？

A 必要はないと考えます．

1 陰部の綿詰めで最も多い肛門からの綿詰めについて

　死後処置では，長らく綿詰めが行われてきました．綿詰めを，ここでは「陰部と鼻・口」にわけて考えを示します．
　エンゼルメイク研究会では以下の点を検討し，「陰部に綿を詰める必要はない」との結論を出しました．

- 臨終の直前・直後は筋が弛緩し便が出る場合があるが，その後は，たとえ腸内に便があっても便排出のための条件（排便に必要な反射，腸の蠕動運動）が揃わないため，基本的に便は出にくい状態になる．
- 生前から便がもれやすかった方や，のちに腐敗が進み内圧が高まった方の場合には便がもれることがあるが，綿は栓の役割を果たさず，綿を詰めても便はもれてしまう．
- 肛門部に隙間のないように紙おむつやパッドをあてる方法がもれ対応としては有効．もれの心配がある場合はそのように対応するとよい．
- 綿を詰めることに時間を使うよりは，エンゼルメイクなど看取りの場面に使用したい．

対応の留意点

- 便もれを抑える対策として，腐敗を抑える冷却が有効です．「綿詰めより冷却」です（**写真1**）．臨終直後や移送時以外の肛門や口・鼻などからの漏液の原因の多くは，腐敗の進行です．
- T字帯や紙おむつのみの装着は避け，下着を履いて

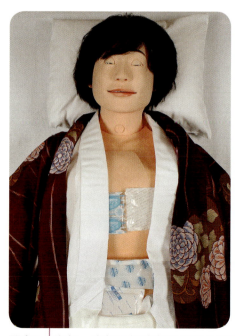

写真1 胸部・腹部に保冷剤をあてた様子

いただくことが大切です．移送の際に陰部が露出してしまい，ご本人の尊厳を守れない状況になる可能性があります．

2 鼻や口からの綿詰めについて

エンゼルメイク研究会では以下の3点を合わせて検討し，「鼻や口に基本的に綿を詰める必要はない」という結論を出しました．

- 綿は栓の役割はしない．よって綿で出血や漏液をせきとめることはできない．
- ご家族は綿詰めに抵抗がある場合が多く，ご家族から「息ができない」などといった声が聞かれるケースもある．
- 綿詰めには，ならわしとしての側面がある．看護職のなかには亡くなった人の印(しるし)として綿詰めをするべきという考えの方もいるようだが，エンゼルメイク研究会ではエンゼルケアの段階ではならわしは基本的に行わないでよい（つまり死者らしい印づけは必要ない）と考えており，ならわしとしての綿詰めも必要がない．綿を詰めることは，ご家族の心情にも添わない場合が少なくない．

しかし，ケースによっては綿を詰める判断もよいでしょう．「腐敗進行した際の臭気拡散を抑えるために，口や鼻への綿詰めを行ったほうがよい」という意見もあるようですが，ケアの立場では，早い段階で臭気が問題となる口や眼からの臭気を抑える対応への注力のほうが重要だと考えます．口や眼からの臭気は，清潔援助でかなり抑えることができます．

腐敗による臭気の発生はそれより先に起こることであり，葬儀関係者が対応のノウハウをもっていますからお任せしてよいでしょう．また，たとえ腐敗臭拡散防止として綿詰めをしても，液体の場合と同様に，栓をするように臭気を密閉することはできません．腐敗臭気の対策としては腐敗を抑えること，つまり冷却が大切です．

3 綿詰めの検討時に配慮したい点

漏液がご家族にとってつらい記憶にならない配慮を

現在は看取りの経験が少なくご遺体に初めて接する方も多いため，ご家族が漏液や出血を異常事態と捉えてしまう場合があります．そのことがグリーフワークにプラスになるとは考えられません．

綿詰めなど詰めものが行われた人も含めて，「ご遺体の7.9パーセントは鼻・口・耳などから漏液が確認された」という調査結果があります[1]．たとえ漏液が生じたとしてもご家族がショックを受けないようにご説明すると同時に，看護職も漏液しないための対策ばかりに神経質にならないことがポイントです．万が一，漏液があった場合も「漏液はよくあることで，異常ではない」と落ち着いた態度で接し，ご家族に安心していただくことが大切です．

また漏液の可能性を考えて，移送時やご遺体をお布団や棺に安置してからの対応について配慮します．まずは移送時に出血や漏液があって衣類や寝具を汚さないように拭い，吸収させるものを準備してお渡しするか，ご家族がお持ちのものを準備していただき，吸収したものの対処法も説明します（付属の「ご家族向けパンフレット」p16 参照）．

職場で綿詰めの検討を始める際に，これまでの綿詰

> **MEMO**
>
> **高分子吸収材について**
>
> 綿詰めの代わりにと，高分子吸収材をシリンジに詰めた商品やスプレーにした商品が販売されています．しかし，腐敗進行による体腔内圧の上昇などが関係して，鼻や口から使用した高分子吸収材が鼻孔などから出てくる場合があります．
> 液体よりも拭いにくい粒状になって，とめどなく鼻腔から出てきた例もあるようです．

めの目的や根拠について整理してみると，検討の必要性が浮き彫りになってくるでしょう．

調査結果から考えられること

榛原総合病院では，基本的に綿詰めを行っていません．同病院がフォロー調査を行った結果，その対応に問題がないことが確認されました．調査結果は，日本看護学会で「体腔への綿詰めに関する調査」という表題で発表しました[2]．

筆者は，2009年に病院を対象とした綿詰めの実態をアンケート調査しました．その集計結果の一部を紹介します（**表1**）．また，機をみて新たに実態調査をしたいと考えています．

引用文献
1) 上野宗則：「漏液防止処置としての詰めものの処置」のデータと考察，エンゼルケアのエビデンス!?，SOKEIパブリッシング，p56, 2011.
2) 落合理香子，名波まり子：体腔への綿詰めに関する調査，第40回日本看護学会抄録集—看護総合：58, 2009

表1 | 綿詰めの実施状況（2009年） ※回答病院＝148

①病院内全体でご遺体に綿詰めは行っていない．ケースによっては詰めることがある（39病院）
②病院内の一部のセクションではご遺体に綿詰めは行っていない．ケースによっては詰めることがある（20病院）
③病院内全体で綿詰めはまったく行っていない（17病院）
④病院内の一部のセクションでは綿詰めはまったく行っていない（4病院）
⑤病院内全体で綿詰めを行っている（76病院）

※以上のうち，5病院からは次のような複数回答があった．①と③1件，②と④2件，①と④1件，②と④と⑤1件，①と⑤1件，③と⑤1件
※すべてのアンケートの回答を集計したデータがあります．メールでデータをお送りすることが可能ですので，必要な方は筆者までメールでご連絡ください．

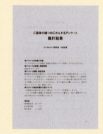

3 ならわし

Q エンゼルケア時のならわしについて、どう考えたらよいでしょうか？

A エンゼルケアの段階では、死者らしい外見にするならわしを行う必要はないと考えます．

1 ならわしを行う必要はないと考える根拠

従来の死後処置では，
①手を組ませる
②胴ひもをたて結びにする（結びきり）
③顔に白い布をかける
④和服の逆合わせ（逆さごとの1つ）
などがならわしとして行われてきました．

このようなならわしをエンゼルケアとしてどうとらえたらよいのでしょうか．関係資料を読んだり，関係者への取材結果をもとに検討を重ねるなかで，次のことがみえてきました．

a：死や遺体への恐れの感覚などが関係して封じることを行ってきた
b：生きている人との区別として死者らしい印づけを行う必要があった

上記の①～③はa，①～④はbにあたるでしょう．そして，「エンゼルケアは医療・介護の範疇だから，aの側面についてとらわれる必要はない」と考えました．またbについても，エンゼルケアの段階で亡くなった人であることを周囲に広く知らしめるため，ひと目で亡くなった人とわかる外見にする必要はないと考えました．

そのため，「エンゼルケアの段階では，死者らしい外見にするならわしは行う必要はない」という考えに至りました（写真2）．
さらに，
● その後，弔いの儀式を行う場合でも，宗教の流派の違いなどによってならわしの行い方には違いがあり，たとえば，流派によっては縦結びをしない場合など

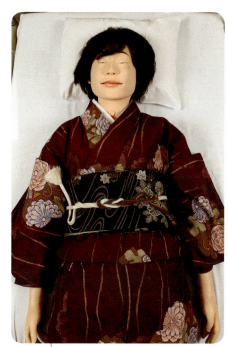

写真2 ならわしを行わない整え

- もある
- ●ご家族はご遺体を生きているときと同様に気づかっており，エンゼルケアの段階で死者らしくなるならわしに抵抗を感じる場合が多い
- ●一度着用した衣類を，その後，別の衣類に着替えることも少なくない

という点もあり，エンゼルケアの段階ではフラットな状態，つまり死者らしいならわしは行わない方向でよいのではないかと考えるようになりました．

もちろん，ご家族が希望する場合は行います．また，儀式を行うために必要であれば，必要になる段階でも死者らしく整えるならわしはいつでもできます．

ちなみに，ごく一部の現場では「末期の水」が続けられているようです．こちらは前述の①～④のならわしとは違い，ブッダが亡くなる前に弟子に水を所望したことが仏典に記されており，それが由来であるといわれています．ある病棟では，以前は水を使って従来どおりの末期の水の儀式を行っていましたが，最近は，ご家族に希望を伺うようになり，ビールやジュースなどを使うこともあるようです．

2 従来のならわしを検討する際に留意したい点

従来のならわしを行うことは悪いことではない

従来のならわしを行うか行わないかは，職場の考え方次第です．これは，エンゼルケアの際に臨終を迎えた患者にどういう姿勢・考えで接するのかと関係してきますが，「できるだけいままでどおり，患者の○○さんとして接する」「生きているときと同様に気づかっているご家族の思いに沿う」という方向で検討すると，死者らしい外見となる従来のならわしは行わないとすることが自然な方向性でしょう．

職場の基本姿勢を決めることを意識する

ならわしに対する感覚には個人差があるので，検討の際は職場の基本姿勢を決めることを意識します．検討の際，職場としての姿勢を決めるための議論であることを意識しないと，個人の意見がぶつかるだけになってしまいます．

エンゼルケアの際に，ご家族に職場のスタンスを説明できることが大切な点です．まだ結論が出ておらず議論の最中であれば，たとえば「当院では，従来のならわしについてどうとらえていくかを検討中ですので，いまはご家族のみなさまのご希望どおりに対応させていただいております．手は組ませますか？」などといった説明をしなければ，ご家族にご希望をうかがうことができません．

ならわしに対する職場の姿勢について，整理し共有しておくことがポイントです．

霊安室の検討も行うとよい

霊安室の使用方法には，施設によって幅があるようです．使用目的（死者に対する儀礼を行う場所か，待機場所なのか，休憩目的を強くするのかなど）を整理し，設備や呼称を含めた検討をお勧めします．

一般の方からは，「霊安室は暗く寂しい印象で，使いたくない」という声が聞かれることもあります．

＊

ならわしを検討する際に参考となる学問領域は，文化人類学や民俗学などです．数多くの書籍が出ていますので，そのような文献も参考にしながらじっくりと検討しましょう．

4 | コスト

Q エンゼルケアにかかるコストはどうなりますか？

A 臨終後は診療報酬の範囲外です．つまり保険点数は発生しません．

1 「死後処置料」として実費徴収

看取りに加算がつく方向が出てきた在宅医療以外では，臨終後に診療報酬は発生しません．療養の給付と直接関係ないサービスとして「死後処置料」の名目で実費徴収が認められています．

この請求料金について目を向けたほうが，実践につながるエンゼルケアの検討になります．いや，これからは請求料金についてしっかり把握していないと，ご家族とのトラブルのもとにもなりかねません．

ある現場では，患者が亡くなりエンゼルケアを行い，退院の際にご家族に入院費のレセプトをお渡ししたところ，「死後処置料」についてご家族が「これは頼んでいませんから払いません」とおっしゃいました．なかには事前に臨終後のケアとその料金について説明し，承諾書にサインを受けている病院もあるようです．

まず，職場の請求額を把握する

筆者の感触では，死後処置あるいはエンゼルケアを行っている施設の9割方は，その料金を請求しています．まず，職場の請求額を確認しましょう．

請求額は，施設単位で自由に決められています．数千円から2万円くらいのところが多いのですが，6万円という病院もあります．

ちなみに榛原総合病院での請求料金は，病棟6,000円，外来1万円となっています．

次に，請求額算定の内訳があるかどうかを確認します．内訳がない場合が多いのですが，内訳があるのなら余計に施設としての考え方がわかりエンゼルケアの検討の参考になります．

2 ある病院の算定内訳から

図1は死後処置料の算定例です．

たとえば看護師2人が30分かかると考えて算定している場合は，それに見合った形で実際に対応していなければならないということになります．エンゼルケアはご家族の希望やケースに応じた柔軟な対応が重要ですから，技術料をメインに考えるよりも時間給をベースにした算定のほうが望ましいでしょう．

また，物品の費用はどのように計算されているのかを調べます．たとえば，これまで行っていた綿詰めを基本的に行わなくなれば，綿詰め用に導入していた綿や割り箸などの一式が必要なくなりその分のコストが浮きます．そのかわりにエンゼルケアに必要な物品として何を選ぶのかなど，看護師も検討に入ったほうが，より必要な物品を導入できます．

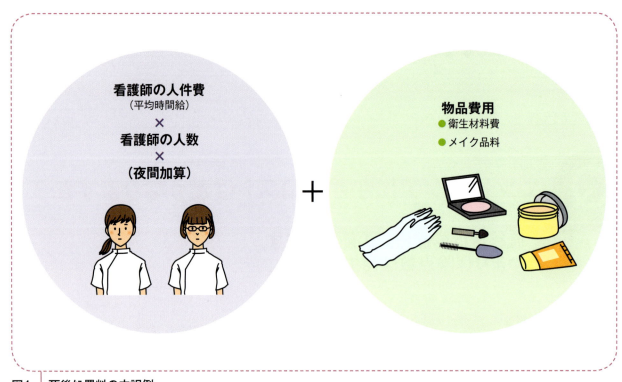

図1 死後処置料の内訳例

　ちなみに榛原総合病院では，顔のエンゼルメイクに使う化粧品類の費用1名分（1人436円）を試算するなど，請求料金も視野に入れてエンゼルケアを検討しています．
　料金の検討が事務部門の方たちのエンゼルケアへの理解につながります．

参考文献
1）鈴木祥夫：病院への導入法とコスト．改訂版　ケアとしての死化粧（小林光恵・エンゼルメイク研究会編著）．日本看護協会出版会　p94-99, 2004.

5 エンゼルケア後

Q エンゼルケアの後は，どのような流れになるのでしょうか？

A 看護師の手が離れたあとの流れや状況を知ると，エンゼルケアの時点で何を配慮すべきかがみえてきます．

1 簡素化傾向にある葬送儀式

　看護師の手を離れたあと，ご本人とご家族がどのように過ごすのかを知っておくと，エンゼルケアの段階で何を行っておくべきかがみえてきます．いま，社会では「終活」が流行し，葬儀を行わない「ゼロ葬」も話題になり，看取りのあとの葬送にバリエーションが出てきています．全体として葬送儀式が簡素化傾向に向かっています．

　その前段階の看取りの最終場面であるエンゼルケアは，ご遺体と濃厚に過ごす最後の時間帯ともいえます．実感の伴った看取りの記憶につながるのが，エンゼルケアです．

　社会の傾向やみなさんが勤務する地域の状況，たとえば葬儀社のサービスにはどのようなものがあるか，葬儀を行う場合はどこで行うのか，ご家族は近くに住んでいるのか遠方なのか，地元のならわしとしてどのようなことが行われているのか，また湯かんやエンバーミングのサービス内容や費用などを知ると，エンゼルケアの時点で配慮すべき点が見えてきますし，ご家族への情報提供も充実します．

2 葬送バリエーション別の流れ

式場での家族葬の例

　お通夜や告別式を行う場合，近親者のみで行う家族葬タイプが増えているようです．図2に，家族葬の流れの例を紹介します．

　図2は，東京の葬儀社から得た情報です．都内では，病院など臨終場所からのご遺体の移送先が自宅ではない場合も目立つようになってきました．自宅に戻らず，ご遺体を式場へ直接移送をしたあるご家族は，その理由として「隣の人に知られたくないから」と話したそうです．

家族葬（告別式のみ）の例

　図3は，家族葬（家族葬の形にも幅がありますが，ここではお通夜を省略した告別式のみの形）の流れです．

　同居していた家族に先立たれ独り暮らしをしていた男性（79歳，がん）が老人ホームで亡くなり，すこし離れたところに住んでいる弟さんが喪主となって家族葬を行った例です．

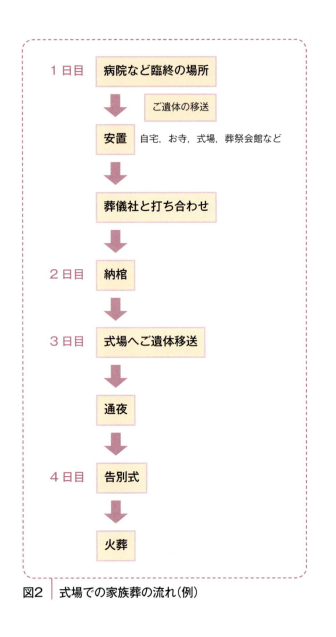

図2 式場での家族葬の流れ(例)

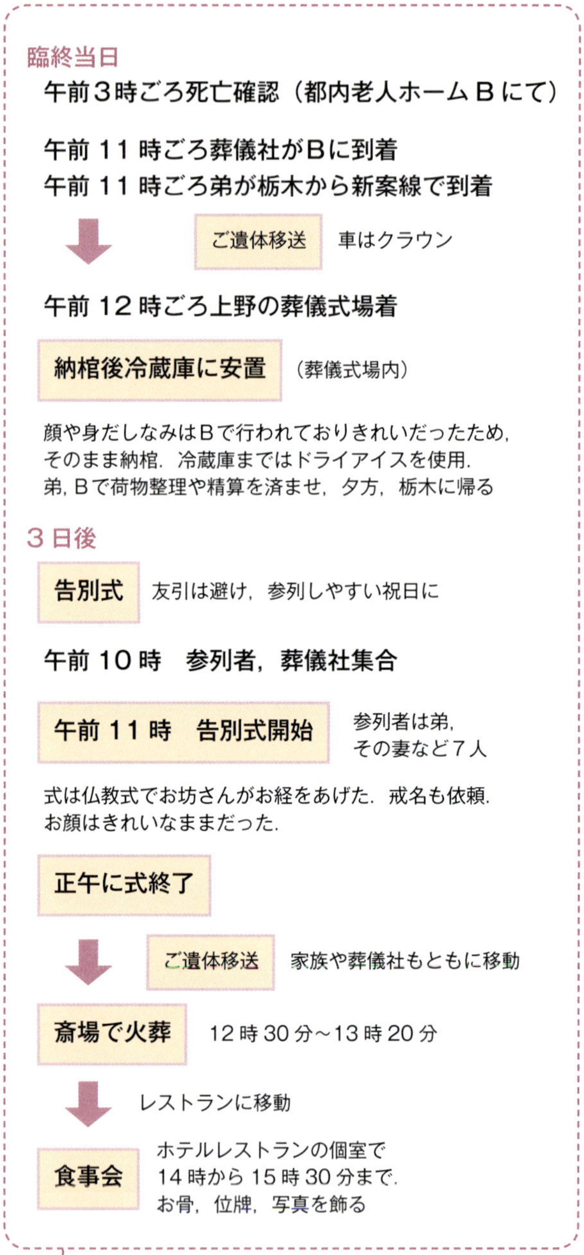

図3 家族葬(このケースでは告別式のみ)の施行例

直葬(お通夜,告別式省略)の例

図4は,最近,全国的にも需要が増えつつある直葬サービス(お通夜,告別式を省略した簡素型)の流れです.直葬は,荼毘葬,炉前葬などとも呼ばれています.

法律で24時間は火葬をしてはならないと決められています.最近では,どこかに安置せずに図4のように臨終を迎えた場所から直接,火葬場へと向かうケースも出てきています.

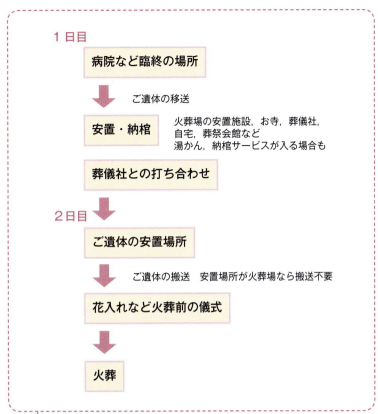

図4 直葬(お通夜,告別式を省略)の流れ(例)

3 葬儀社との情報交換の勧め

　エンゼルケア後の流れを考えるにあたって,みなさんの勤務先の近くの葬儀社の方たちとの情報交換をお勧めします.

　医療・介護業界と葬儀業界は,これまで情報交換をする機会があまりありませんでした.これからは,どちらが一方的に事情や都合を伝えるのではなく,お互いの業界の視点や考え方を照会し,理解し合うことが「看取ること」「送ること」の充実につながると考えます.

4 葬儀簡素化のなかで,エンゼルケアを実感のあるものに

　葬儀簡素化を実際例の流れで確認してみると,以前お通夜や告別式を行っていた形と比べてまずみえてくるのは,ご家族や関係者の方たちがご遺体に接する時間が大幅に少なくなっていることです.

　ご家族は心身ともにお疲れの場合も多く,葬儀を短時間で済ませることができるのは負担がなくてよいことでしょう.

　エンゼルケアの看取りの場面で実感のともなうグリーフワークとして,ご家族自身がつめ切りや着替え,手浴などのエンゼルメイクをできる範囲で実施することが,葬儀簡素化のなかで,より一層重要になってくるのではないかと考えます.

6 在宅でのエンゼルケア

Q 在宅看取りの際のエンゼルケアは，どのように進めますか？

A 病院での方法と基本的には変わりありませんが，留意点があります．

1 地域での看取りに関する加算

　これからは在宅での看取りも増えていくと考えられます．在宅で看取ったケースがドキュメント映像や活字になる機会も増え，在宅での看取りが特別なことではない時代になりつつあります．

　国も病院から在宅療養への意向を，診療報酬加算でも示しています．訪問看護における「ターミナルケア加算」は平成26年に750点の加算が可能となりました．

　ちなみに，ほかの施設における看取りに関係する加算の状況は次のとおりです．

- 介護老人福祉施設（特別養護老人ホーム）→ 2006（平成18）年「看取り介護加算」創設
- 介護老人保健施設 → 2009（平成21）年ターミナルケア加算
- 認知症対応型共同生活介護 → 2009（平成21）年看取り介護加算

　在宅看取りにおけるエンゼルケアは，病院など臨床におけるそれと基本的には変わりありませんが，留意しておいてほうがよい点があります．

2 留意点①ご遺体について

「冷却」と同時に「保湿」も重要

　在宅では，季節や時間帯によって気温や湿度が変動しやすく，「冷却」と同時に「保湿」も重要になってきます．在宅看取りの場合は，ゆるやかに臨終を迎えるケースが多く，補液量も控える傾向にあるため，病院で亡くなった方に比べて全体に腐敗の進行は緩慢であるといわれています．

　しかし，病院のように空調のない家屋では室温や湿度が不安定となるため，「腐敗」と「乾燥」への配慮は大切です．加えてご遺体の水分量が少ないことも，乾燥を強めます．

　ドライアイスまでのつなぎの冷却については，室温をエアコンで大幅に下げる対応よりも，「腹部，胸部を中心に，直接，冷蔵庫にある保冷剤や氷をあてる」ことが効果的となります．エアコンの温度を大幅に下げると湿度もぐっと下がってしまい，乾燥を助長します．エアコンと加湿器を併用するとベストです．なお，超音波式加湿器は，レジオネラ菌などが繁殖するおそれがあるという視点からふさわしくありません．加熱式加湿器か，加熱＋超音波のハイブリット式加湿器を使用します．

また，抱きうつしで寝床を変えたり，着替えやシャワー浴も身体の熱をさまし，腐敗を抑える効果があります（付属の「ご家族向けパンフレット」p8参照）．

ただし，清潔援助のあとにはたっぷりと油分で保湿をしましょう．

火葬待ちなどで長期間，自宅に安置する場合

都内ではそれほど火葬待ちはしないと聞きますが，多死社会のおり，地域によっては火葬まで1週間待ち，年末年始だと2週間待ちということもあるようです．

適切に対応すれば，1週間はご遺体を自宅に安置可能のようです．臨終を迎えて6時間以内にドライアイス冷却（10キロ使用）を開始し，1週間のうち3回ほど同量のドライアイスを追加します．参考として市販のドライアイスは10キロで2,000円程度，葬儀社からの購入は10キロで1万円程度です．

安置中は，外気に触れる顔面やその周囲の乾燥を防ぐためにクリームなどで保湿をしっかり行います．

なお，火葬場の霊安室や葬儀社などが設置している遺体安置用冷蔵庫を使用すると2週間は安置可能のようです．公営は1泊800～1,500円，民営の火葬場では1泊5,000円の場合もあるようです．

3 留意点②「異状死」扱いについて

在宅での看取りを予定してはいても，そのときにご家族が慌ててしまうなどで，救急車を呼ぶことがあります．

そして救急隊の判断で警察に連絡が行き「異状死」扱いとなり，検視や検死（検案）の運びとなることがあります．事件性の有無を判断するために，警察官が室内の写真撮影をしたり，病歴や生命保険などを聴取したりし，ご遺体を警察署へ移送したり解剖になることもあります．もちろん，事件の可能性がある場合は重要なことですが，そのようなことがない場合には，予定していた看取りの形ではなくなってしまい残念な事態です．

ですから，ご家族や関係者とコミュニケーションを

表2　病院への不搬送判断のための観察事項（例）

- 意識レベル300
- 呼吸をまったく感じない
- 総頸動脈で脈拍がまったく触知できない
- 瞳孔の散大が認められ，対光反射がまったくない
- 体温が感じられず，冷感が認められる
- 死後硬直または死斑が認められる

※この基準に該当しても，すぐに警察に連絡するのではなく，可能であれば主治医に確認などが行われます．

よくとり，容態の変化への対応や連絡先などをよく確認しておくことが大切です．救急隊がかけつけたとしても，主治医に連絡がとれ，異状死ではないと確認されれば異状死扱いにはなりません．

目につきやすい場所（たんすや冷蔵庫など）や電話のそばなどに，主治医や看護担当者などの電話番号を大きく掲示しておくなど，独り暮らしの場合は，かけつけた人がすぐにわかるような場所に掲示しておくことも一案です．

参考までに，**表2**は救急隊の（病院への）「不搬送判断のための観察事項（例）」です．

今後，訪問看護では「警察」や「救急」との連携も重要で，あらかじめ約束ごとをつくるなどしてもよいでしょう．

4 留意点③エンゼルメイクのポイント

在宅看取りにおけるエンゼルメイクの最大の特徴は，

> **MEMO**
>
> **検視と検死の違い**
>
> 「検視」＝捜査・逮捕権をもつ警察など司法機関員が，犯罪の有無を見極めるために行う，ご遺体の見分行為．
> 「検死」＝医師が，死因究明のために行う，ご遺体の検査・診断行為．検視と混同されるため「検案」ということが多い．

エンゼルケアを行う場所が「ご自宅」であるということです．
- ご家族が自由に主体的に動ける
- 近親者にかぎらず，ご親戚など大勢が集まっていることがある
- 臨終直後から葬儀社やご親戚・ご近所が訪れることがあり，ご家族がその対応のために動く場合があるなどが考えられ，状況をみてご家族が場を仕切るのを看護師がサポートしたり，場合によっては看護師がその場の流れをつくるという判断もよいでしょう．

まず，スペースをつくる

まずは，ご遺体を囲んで座れるようなスペースの調整を行います．

そして，清拭や着替えや顔のメイクのこと，つまりエンゼルメイクの説明をしながら，最初は室内に誰と誰に入っていただくか，着替えの段階ではさらに誰に入ってもらうか，お孫さんにはその時点で入っていただく，お顔のメイクの段階では大勢の方に入ってもらうなど，キーパーソンであるご家族と今後の段取りなどを相談します．

エンゼルケア・エンゼルメイクにかんする目的や内容についてのご家族への説明は，その場になって十分にできない事態も考えられますので，事前にご家族に説明し，料金のことや実施についての了承を得ておけるとベストです．

葬儀社の方とあらかじめ話し合う

その場になって食い違いなどがないように，エンゼルケアの目的や具体的内容，かかる時間などを，葬儀社と事前に話し合い，役割の分担などをしておくことが大切です．

「口腔ケア」は早めに

状況によっては息を引き取っても，死亡診断はあとになる場合があります．その際，ご家族の了承を得て，死後硬直や臭気発生防止の観点から「口腔ケア」はできるだけ早めに行う方向で考えましょう．

参考文献
1) 小林光恵・伊藤茂：特集・在宅看取りのエンゼルケア，訪問看護と介護 17(6)：p472-482, 492-504, 2012.

7 クリティカルケア領域でのエンゼルケア

Q クリティカルケア領域でのエンゼルケアを進めるポイントはどのようなことですか？

A ご家族が混乱していることが多いため，コミュニケーションのとり方への配慮が重要になります．

1 ご家族とのコミュニケーションのとり方

　クリティカルケア領域では，臨終という事態をまったく想定していなかった（あるいは想定したくなかった）ご家族に大きな混乱が生じたり大きなショックを受ける状態となることが多いため，コミュニケーションのとり方についての配慮がとくに重要となります．お伝えしたい情報が多く，口頭のやりとりのみでは不十分なため，文書を活用し不安・不明点を解消するためのていねいな情報伝達をお勧めします．

　参考として，ある法医学講座で司法解剖を受ける方のご家族に渡しているパンフレット（A4判，8頁）の内容（項目）をご紹介します．

- ご挨拶（哀悼の意）
- 問い合わせ先（電話番号）／解剖について／解剖までの手続きについて
- 司法解剖の流れ（かかる時間や実施に関すること）
- 解剖前に確認する点（チェック式）
- 司法解剖で採取する検体や，解剖により判明した情報の使用について
- 司法解剖の流れ（チャート式）
- 控え室への道案内（図説）
- 死体検案書について
- 必要に応じてこれから行う手続きの届け先・期限一覧

2 エンゼルメイクに注力する

　あとになって臨終のときや臨終直後の場面を，繰り返し思い返すご家族が少なくないようです．臨終告知のあとの医療器材を外すときには，ていねいに一つひとつご家族に了承をえる気持ちで外します．この場合，声に出して確認するのはかえってうるさい印象になるおそれがあり，最初の「呼吸器や点滴などをお外しします」という声がけのみにとどめます．

　点滴台や器材類はすみやかにベッドから遠ざけ，ご家族がご本人のそばに来られるように配慮し，清潔援助や更衣などのエンゼルメイクを行います．

3 全体に死後の身体変化が強く出る傾向

　死後硬直は早めに強く起こりやすいので，口腔ケアや全身の清潔援助や更衣も遅くならないよう実施のタイミングを考えます．

索引

欧文

ATP —— 43
CV カテーテル —— 36, 109
CV ポート —— 38, 109

あ行

アイブロウ —— 71
アイライン —— 72
圧迫固定 —— 37
圧迫痕 —— 41, 108
アンケート調査 —— 3, 128
委員会 —— 18
意識調査 —— 18
医師の見解 —— 15
異状死扱い —— 137
遺族 —— 10
遺体 —— 136
　—— のリスク評価 —— 30
遺体用冷蔵庫室 —— 81
医療器材 —— 28
　—— の取り外し —— 34
医療処置的な対応 —— 14, 30, 41
衣類準備の声かけ —— 25
入れ歯 —— 101
　—— の入れ方 —— 101
胃ろう —— 112
陰部 —— 114
インフォームド・コンセント —— 12
陰部清拭 —— 46
エンゼルケア —— 2, 20
　—— の基本姿勢 —— 4
　—— の検討 —— 18, 20
　—— の流れ —— 22
エンゼルメイク —— 2, 23, 32
　—— の説明 —— 33
　—— の定義 —— 3
エンゼルメイク用義歯 —— 101
エンバーミングサービス —— 98
黄疸 —— 93
　—— のある顔のエンゼルメイク —— 94
　—— のある肌の変色 —— 95
　—— への対応 —— 93
お帰りの支度 —— 6
お帰りの準備 —— 6
お過ごしの時間 —— 22, 28

か行

開口 —— 13
疥癬 —— 120
顔そり —— 66
顔のうっ血 —— 35
顔のエンゼルメイク —— 58
　—— の管理方法 —— 75
　—— のキーワード —— 59
　—— の基本の流れ —— 58
　—— の手技伝達 —— 76
　—— の必要物品 —— 75
　—— のポイント —— 59
顔の扁平化 —— 35, 97
過角化型疥癬 —— 120, 124
革皮様化現象 —— 40
火葬待ち —— 137
家族 —— 10
　—— 葬 —— 133
　—— の意向 —— 12, 13, 20
簡易シャンプー —— 49
眼球の摘出 —— 98
環境整備 —— 28
看護記録 —— 23, 30, 83
　—— のチェック項目 —— 83
看護計画 —— 24
感染対策 —— 124
感染リスク —— 124
乾燥 —— 35, 39
　—— 対策 —— 39
眼内ケア —— 43
顔面裂傷 —— 86
　—— への対応の手順 —— 87
関連情報 —— 15, 17
気管切開部 —— 106
仰臥位での脱衣 —— 45
胸部 —— 109

筋の弛緩 —— 35, 43
口を閉じる方法 —— 98
屈曲拘縮 —— 117
クリームファンデーション —— 67
クリティカルケア領域でのエンゼルケア —— 139
クレンジング・マッサージ —— 62
頸部 —— 106
　　—— 表皮剝離 —— 108
血液の変化 —— 37
血色 —— 70
　　—— 用化粧品 —— 70
検死 —— 137
検視 —— 137
ご遺体の移送 —— 22, 79
口腔ケア —— 41
拘縮 —— 117
—— のとらえ方 —— 118
口唇の潰瘍 —— 91
高分子吸収材 —— 127
肛門 —— 114
　　—— からの綿詰め —— 126
声かけのタイミング —— 25
ご家族への経過説明 —— 23, 31
ご家族向け文書 —— 13, 22, 30, 77, 98, 102
ご家族優先 —— 8
コスト —— 15, 19, 131
子どもらしい眉 —— 72

■ さ行

サーフロー部 —— 37
最終判断 —— 12
在宅でのエンゼルケア —— 136
在宅看取り —— 136
逆合わせ —— 129
擦過傷 —— 89
挫滅傷 —— 89
死後硬直 —— 35, 43
死後処置 —— 20
　　—— 料 —— 131
死後の処置 —— 3
　　—— の化粧 —— 3
死後の身体変化 —— 15, 18, 20, 35, 37, 39, 57, 69, 95, 97
四肢 —— 117

死者らしい外見 —— 129
耳出血 —— 102
施設からのお見送り —— 23, 82
死斑 —— 35
死亡確認 —— 27
死亡診断書 —— 30, 78
臭気 —— 35, 41
柔軟な判断 —— 12
出血への対応 —— 103
腫瘍 —— 89
手浴 —— 47
褥瘡部変化 —— 35
褥瘡への対応 —— 116
人工肛門 —— 111
伸展拘縮 —— 117
心電図 —— 39
診療報酬 —— 131
スタンダードプリコーション —— 124
整髪 —— 49
セルフケアの代理 —— 4
仙骨部褥瘡 —— 115
全身 —— 119
全身清拭 —— 46
葬儀簡素化 —— 135
葬儀社 —— 135
葬送 —— 133
蒼白化 —— 35, 69
足浴 —— 47

■ た行

ターミナルケア加算 —— 136
退院のご準備 —— 6
体外出血 —— 34
退出時の声かけ —— 29
抱きうつし —— 22, 79
　　—— の声かけ例 —— 79
　　—— の流れ —— 79
他職種 —— 17
脱衣 —— 44
茶毘葬 —— 135
膣口 —— 114
着衣 —— 51
　　——（洋服）—— 55

―――（和服）―― 53
中心静脈カテーテル ―― 34, 36, 109
直葬 ―― 135
チンカラー ―― 99
つめ切り ―― 47
ティッシュオフ ―― 64
デスカンファレンス ―― 23, 84
　　―――の内容 ―― 84
手のマッサージ ―― 63
手袋 ―― 125
殿部 ―― 114
同室 ―― 33
　　―――の声かけ ―― 33
頭部 ―― 86, 91
得心 ―― 11

な行

ならわし ―― 129
乳液 ―― 67
入浴剤 ―― 46, 125
入浴方法 ―― 12
尿道口 ―― 114
熱傷 ―― 119
　　―――への対応 ―― 119

は行

肺結核 ―― 120, 124
背部清拭 ―― 47
鼻や口からの綿詰め ―― 127
バンパー型器具 ―― 112
皮下埋め込み型ポート ―― 38, 109
皮下出血 ―― 34, 35, 37
髭そり ―― 40, 66
鼻出血 ―― 102
必要物品 ―― 30, 49, 60
皮膚の脆弱化 ―― 39, 40
標準予防策 ―― 124
病理解剖後の創部 ―― 110
鼻翼の潰瘍 ―― 91
　　―――への対応の手順 ―― 92
フェイスパウダー ―― 69
不可逆変化 ―― 35

腹部 ―― 111
含み綿 ―― 104
腐敗 ―― 35, 57
不搬送判断のための観察事項 ―― 137
閉眼 ―― 96
ペースメーカー ―― 109
勉強会 ―― 18
便もれ ―― 126
蜂窩織炎 ―― 35
保湿 ―― 136
保冷剤 ―― 52

ま行

マスカラ ―― 73
末梢点滴 ―― 34
マニュアルの改訂 ―― 16
マニュアルの作成 ―― 16
看取りの手段 ―― 5
むしタオル ―― 65

や行

結びきり ―― 129
予防衣 ―― 125

ら行

リップ ―― 74
療養末期 ―― 22, 24
臨終告知時 ―― 27
臨終時 ―― 22, 27
リンパ浮腫 ―― 117
リンパもれ ―― 117
るいそう ―― 104
　　―――への対応 ―― 104
霊安室 ―― 22, 81, 130
冷却 ―― 12, 23, 51, 53, 57
ロールプレイング ―― 16
炉前葬 ―― 135

わ行

綿詰め ―― 126

おわりに

　ご家族や近しい人が，亡くなった人の手浴をしたりつめ切りをしたり，亡くなったその人らしい眉の形を考えたり，口紅をさしたりすることが，看取りの実感につながりうるということを，多くの人が知りません．

　これらの行為について，随時，その場で説明し，可能な範囲で促すのが現在のエンゼルケアの方向性です．

　しかし，あらかじめ，みなが知識をもっていれば，臨終直後の過ごし方について，もっとご家族が主体の思い思いの形を創造できるのではないかと思います．毎度，「身体の死後変化があること」「腐敗を抑えるのに冷却が必要なこと」などの説明に刻々と過ぎる貴重な時間を割いてしまうのはもったいないと思うのです．

　昔のように，ご近所の方や年配者が「ご遺体は冷やしたほうがよいのだ」とか「ご遺体に触れてもよいのだ」などと教えてくれることはあまりないわけですから，これからの時代は，国をあげて看取りの啓蒙活動を行うのがよいのではないかと考えます．

　たとえば義務教育に，死後変化の実際や具体的な看取りの手段についての知識が得られる授業を設ける．あるいは，かつて保健師が家族計画などについて足で歩いて地道に啓蒙活動をしたように，看護職や適任者が地域で看取りの手段についてデモストレーションなどもしながら話して回るとよいのではないでしょうか．

　誰もがある程度の知識をもっていれば，その場になって慌てずに，喪失によって混乱する人たちに対して，適切なサポートをすることができるのではないでしょうか．そして，時代に合った新しいならわしなどもできてくるのかもしれません．

　いずれにしても，誰かが臨終を迎えたときに，その人のご家族や近しい人たちはどう過ごすのか，医療・介護関係者は何をするのかを，医療・介護側だけで決定しないように意識することが今後の看取りを考えるうえでの要点であるように思います．

　最後になりましたが，エンゼルメイク研究会のメンバー，榛原総合病院のみなさま，遺体管理学の伊藤茂さん，編集担当の石川奈々子さん，そして本書の出版にかかわってくださったすべてのみなさまに心から感謝します．ありがとうございました．

2015年2月
小林 光恵

ナースのための 決定版エンゼルケア

2015年3月15日 初版 第1刷発行

著　者	小林　光恵
発行人	影山　博之
編集人	向井　直人
発行所	株式会社 学研メディカル秀潤社 〒141-8414　東京都品川区西五反田2-11-8
発売元	株式会社 学研マーケティング 〒141-8415　東京都品川区西五反田2-11-8
印刷製本	凸版印刷株式会社

この本に関する各種お問い合わせ先
【電話の場合】
● 編集内容についてはTel 03-6431-1237(編集部)
● 在庫,不良品(落丁,乱丁)についてはTel 03-6431-1234(営業部)
【文書の場合】
● 〒141-8418　東京都品川区西五反田2-11-8
　　学研お客様センター『ナースのための 決定版エンゼルケア』係

©M.Kobayashi 2015.　Printed in Japan
● ショメイ：ナースノタメノケッテイバンエンゼルケア
本書の無断転載,複製,複写(コピー),翻訳を禁じます.
本書を代行業者等の第三者に依頼してスキャンやデジタル化することは,たとえ個人や家庭内の利用であっても,著作権法上,認められておりません.
本書に掲載する著作物の複製権・翻訳権・上映権・譲渡権・公衆送信権(送信可能化権を含む)は株式会社学研メディカル秀潤社が保有します.

JCOPY 〈(社)出版者著作権管理機構委託出版物〉
本書の無断複写は著作権法上での例外を除き禁じられています.複写される場合は,そのつど事前に,(社)出版者著作権管理機構(電話 03-3513-6969, FAX 03-3513-6979, e-mail：info@jcopy.or.jp)の許可を得てください.

本書に記載されている内容は,出版時の最新情報に基づくとともに,臨床例をもとに正確かつ普遍化すべく,著者,編者,監修者,編集委員ならびに出版社それぞれが最善の努力をしております.しかし,本書の記載内容によりトラブルや損害,不測の事故等が生じた場合,著者,編者,監修者,編集委員ならびに出版社は,その責を負いかねます.
また,本書に記載されている医薬品や機器等の使用にあたっては,常に最新の各々の添付文書や取り扱い説明書を参照のうえ,適応や使用方法等をご確認ください.

株式会社 学研メディカル秀潤社